DE LA

PHTISIE FIBREUSE CHRONIQUE

SES RAPPORTS

AVEC L'EMPHYSÈME PULMONAIRE ET LA DILATATION DU CŒUR DROIT

PAR

LE DOCTEUR L. BARD

INTERNE DES HOPITAUX DE LYON
ANCIEN PRÉPARATEUR D'HISTOLOGIE A LA FACULTÉ
TROIS FOIS LAURÉAT DE L'ÉCOLE DE MÉDECINE
MEMBRE ADJOINT ET LAURÉAT (MÉDAILLE D'ARGENT 1877) DE LA SOCIÉTÉ
DES SCIENCES MÉDICALES DE LYON

PARIS
LIBRAIRIE J.-B. BAILLIÈRE ET FILS
19, RUE HAUTEFEUILLE, PRÈS DU BOULEVARD SAINT-GERMAIN

1879

DE

LA PHTISIE FIBREUSE CHRONIQUE

DU MÊME AUTEUR

Note sur un cas de perforation spontanée de l'artère poplitée dans une tumeur blanche du genou.

Mémoire lu à la Société des sciences médicales (janvier 1877).— *Lyon Médical*, 1877, t. XXIV.

Observation d'un cas de leucocythémie ganglionnaire; reins leucémiques.

Lue à la Société des sciences médicales (février 1877). — *Lyon Médical*, 1877, t. XXIV.

Fibrome aponévrotique intrapariétal de la paroi abdominale antérieure.

Mémoire lu à la Société des sciences médicales (juillet 1877).— *Lyon-Médical* 1877, t. XXVI.

Oblitération des artères dans les fractures par rupture des tuniques internes sans lésion de la tunique externe.

Mémoire lu à la Société des sciences médicales (juin 1877).

Note sur un cas de fibro-myome utérin terminé par la mort ; indication de l'hystérotomie dans ce cas.

Lue à la Société des sciences médicales (juin 1879).— *Lyon-Médical*, t. XXXI.

Considérations sur la nature et le traitement du bouton de Biskra à propos d'un cas observé à l'Hôtel-Dieu de Lyon.

(*Annales de dermatologie et de syphiligraphie*, 1879.)

LYON. — IMP. PITRAT AINÉ, RUE GENTIL, 4

DE LA

PHTISIE FIBREUSE CHRONIQUE

SES RAPPORTS

AVEC L'EMPHYSÈME PULMONAIRE ET LA DILATATION

DU CŒUR DROIT

PAR

LE DOCTEUR L. BARD

INTERNE DES HOPITAUX DE LYON

ANCIEN PRÉPARATEUR D'HISTOLOGIE A LA FACULTÉ

TROIS FOIS LAURÉAT DE L'ÉCOLE DE MÉDECINE

MEMBRE ADJOINT ET LAURÉAT (MÉDAILLE D'ARGENT 1877) DE LA SOCIÉTÉ

DES SCIENCES MÉDICALES DE LYON

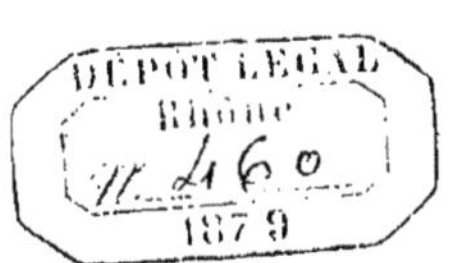

PARIS

LIBRAIRIE J.-B. BAILLIÈRE ET FILS

19, RUE HAUTEFEUILLE, PRÈS DU BOULEVARD SAINT-GERMAIN

1879

PRÉFACE

Au milieu des questions importantes que soulève l'étude de la tuberculose pulmonaire, la production du tissu fibreux autour des lésions primitives mérite une attention spéciale. Dans certains cas cet élément secondaire prend une telle importance, qu'il arrive à jouer un rôle prédominant ; il mérite alors, à la maladie, le nom de phtisie fibreuse. M. le professeur Renaut a mis à notre disposition les éléments qu'il possédait déjà sur cette question, et, sur ses conseils, nous avons entrepris d'en poursuivre l'étude. Nous avons bien vite reconnu qu'un exposé complet des phtisies fibreuses nous entraînerait trop loin ; les limites d'une thèse inaugurale nous imposaient la nécessité de restreindre ce travail à la phtisie fibreuse chronique. Les recherches anatomiques qui en sont le point de départ, ont été effectuées au laboratoire d'anatomie générale de la Faculté.

Je suis heureux de pouvoir remercier ici, M. Renaut,

mon excellent maître, non seulement des conseils qu'il m'a prodigués pendant le cours de ce travail, mais encore de la bienveillance avec laquelle il a dirigé mes premières études d'histologie. Comme préparateur dans son laboratoire, j'ai souvent éprouvé l'affectueux intérêt qu'il porte à ses élèves, je tiens à lui en témoigner toute ma reconnaissance. Je dois également cet hommage de sympathique déférence à M. le docteur Chandelux, chef du laboratoire, dont l'obligeant concours ne m'a jamais fait défaut.

M. le docteur R. Tripier, mon chef de service, et M. le docteur Perroud, médecin de la Charité, ont bien voulu me laisser mettre à contribution les matériaux accumulés dans leurs recueils d'observations. Les conseils dont il les ont accompagnés, ajoutent encore aux remerciements qui leur sont dus.

M. le docteur Garel, mon ami et ancien collègue d'internat, m'a apporté le précieux concours de son talent pour le dessin, et c'est grâce à lui que les descriptions anatomiques ont été accompagnées de planches explicatives.

Je remercie mon ami Bl. Chapuis, interne des hôpitaux, de la part qu'il a prise à mes recherches bibliographiques. Que tous mes collègues d'internat acceptent ce travail comme le produit et le souvenir de notre vie commune.

Dans ce travail sur la phtisie fibreuse chronique, sans chercher à en faire une étude complète, nous nous sommes attaché à mettre en évidence les points principaux de son histoire. C'est pour cette raison qu'il a été donné un grand développement à l'étude de ses rapports avec l'emphysème pulmonaire et la dilatation du cœur droit. Nous sommes convaincu que dans la grande majorité des cas, ce sont là trois termes morbides réunis, chez les tuberculeux, par les relations les plus étroites, et c'est à l'affirmation de leur solidarité pathologique qu'une partie de ce travail est consacrée.

Le premier chapitre est réservé à l'anatomie pathologique des formes fibreuses de la phtisie; les résultats qui y sont exposés ont été obtenus, au laboratoire d'histologie de la Faculté, sous le contrôle et la direction immédiate de M. le professeur Renaut.

Nous avons ensuite consacré des chapitres isolés à l'étude des deux principales complications de la maladie ; l'emphysème pulmonaire lié aux phtisies fibreuses fait l'objet du chapitre second, et la dilatation du cœur droit dans ces mêmes cas est examinée dans le troisième chapitre.

Dans le quatrième chapitre, en présentant l'étude clinique de la phtisie fibreuse chronique, nous passons en revue les quelques particularités que présentent la marche, le diagnostic et le pronostic de cette variété de la maladie ; dans cet exposé synthétique, nous accordons la préférence aux faits qui la séparent des autres formes cli niques de la tuberculose pulmonaire.

Enfin, dans un dernier chapitre, et à titre en quelque sorte de pièce justificative, nous abordons la question si controversée de l'emphysème chez les tuberculeux; cette discussion appartenait, sans doute, au second chapitre, dont elle est le préambule indispensable, mais elle a été rejetée à part pour ne pas entraver le développement naturel du sujet.

Des sommaires placés au commencement de chaque chapitre permettront de se diriger plus facilement au milieu des nombreuses questions secondaires que soulève l'objet principal de cette étude.

DE

LA PHTISIE FIBREUSE CHRONIQUE

SES RAPPORTS

AVEC L'EMPHYSÈME PULMONAIRE ET LA DILATATION DU CŒUR DROIT

CHAPITRE PREMIER

ANATOMIE PATHOLOGIQUE DES LÉSIONS FIBREUSES DE LA PHTISIE PULMONAIRE AIGUE ET CHRONIQUE

SOMMAIRE. — Considérations générales sur la tuberculose. — Les productions nodulaires et intercalaires sont tuberculeuses au même titre. — Historique. — Observation de Portal. — Définition de Grancher, de Renaut.

Sclérose tuberculeuse diffuse : forme aiguë. — Sclérose nodulaire. — Granulations fibreuses discrètes : Granulations de Bayle géantes. — Mode de formation, constitution et accroissement des scléroses diffuses. — Systèmes des bandes fibreuses péri-nodulaires, péribronchiques et périvasculaires. — Ilots intercalaires. — Cellules géantes. — Rôle de l'oblitération vasculaire. — Bronchectasies ; Cavernes. — Altérations des muscles de Reissessen.

Évolution du tissu fibreux au sein des masses caséeuses. — Formation des parois des cavernes communicantes.

C'est en 1819, c'est au *Traité de l'auscultation médiate* de Laennec que commence l'histoire scientifique de la tuberculose. Avant cette époque, le mot de tubercules désignait toute espèce de petites tumeurs, quelle que fût leur nature. Morton le premier en 1689, compare les tubercules du poumon aux altérations scrofuleuses des glandes lymphatiques; en 1810, Bayle, allant au delà de la lésion locale, rattache entre eux les tubercules des divers organes et nomme la diathèse tuberculeuse. Mais c'est à Laennec qu'il appartenait de constituer, telle qu'elle existe encore aujourd'hui, cette grande entité clinique de la tuberculose dans le vaste champ de laquelle il reste encore tant de sujets de recherches, tant de points inexplorés.

La tuberculose pulmonaire est le type le plus considérable et le plus fréquent des localisations de la diathèse, c'est sur elle qu'ont porté les principaux travaux, c'est par la considération de ses formes et de ses variétés qu'on a cherché à résoudre le redoutable problème de la nature de la maladie. Malgré les attaques dont elle a été l'objet, l'unité fondamentale de la tuberculose telle que l'a créée Laennec est restée inébranlable. Alors même qu'elle était vivement combattue au nom des prétentions d'une anatomie pathologique étrangère et imparfaite, les cliniciens français lui étaient demeurés fidèles, et les travaux de MM. Thaon et Grancher sont venus donner raison à leur expérience, et établir de nouveau au double point de vue anatomique et clinique l'identité de nature de la phtisie tuberculeuse et de la phtisie caséeuse.

Si nous pouvons affirmer aujourd'hui que ces deux processus sont identiques, nous n'en connaissons pas davantage leur nature commune. Les deux expressions de phtisie tuberculeuse et de phtisie caséeuse renfermaient autre chose qu'une distinction de mots, et pour Virchow, qui est très explicite à cet égard, il y avait là deux processus absolument différents : d'un côté l'inflammation, spéciale si l'on veut, mais enfin l'inflammation avec ses caractères d'évolution toujours subordonnée aux causes secondes ; de l'autre côté le tubercule, produit spécifique, identique à lui-même, analogue au cancer ou à toute autre production néoplasique, à marche toujours envahissante, la plus petite des tumeurs en un mot. L'unité une fois admise, quel est celui de ces deux processus qui va persister et absorber l'autre à son profit ? Problème difficile et dont nous n'essayerons même pas de retracer les éléments. M. Thaon déclare que « le tubercule n'est pas une tumeur, mais une inflammation suffisamment caractérisée pour qu'on puisse la distinguer de toutes les autres, une inflammation ayant une évolution et des caractères distincts. » Il faut rattacher aux lésions tuberculeuses non seulement les productions nodulaires, la granulation grise demi-transparente, mais encore les productions diffuses, la pneumonie fibrineuse et catarrhale qui se développe sous l'influence de la diathèse tuberculeuse. Ces deux variétés de productions sont également typiques et le plus souvent conjuguées chez le même sujet vecteur. Telle est la conception générale de la tuberculose qui a servi de point de départ à ces recherches ; nous n'insisterons pas davantange sur cette question que l'on trouvera exposée avec plus de détails et de précision dans un travail récent de M. le professeur Renaut, présenté à la Société des sciences médicales de Lyon, et publié sous ce titre : « *Note sur la tuberculose en général, et sur ses formes fibreuses pneumoniques en particulier, Lyon*, 1879. »

Nous passons immédiatement à l'étude anatomique de l'évolution fibreuse des inflammations tuberculeuses.

I

HISTORIQUE

Depuis l'époque où l'on a fait des recherches anatomo-pathologiques sérieuses sur la phtisie pulmonaire, tous les auteurs qui se sont succédé ont indiqué tour à tour l'existence du tissu fibreux au sein du poumon tuberculeux. Bayle alla plus loin et décrivit une forme spéciale de phtisie dans laquelle l'élément fibreux dominait pour ainsi dire exclusivement *(phthisie calculeuse)*. Mais cette forme a été considérée jusqu'à ces derniers temps comme très rare. Certains auteurs ont regardé exclusivement les lésions fibreuses du poumon tuberculeux comme le résultat de la réaction vitale du tissu pulmonaire sur le tubercule, comme un mode particulier de guérison de ce dernier par pénétration ou enkystement. C'est ainsi que Cruveilhier[1] admettait de la façon la plus catégorique que « la phlegmasie chronique indurée (c'est-à-dire la pneumonie fibreuse ou interstitielle), lorsqu'elle est circonscrite aux granulations, aux tubercules, aux agrégats tuberculeux qu'elle surprend dans des états divers, qu'elle isole des parties voisines, constitue pour les tubercules une barrière infranchissable, car elle transforme le poumon en un tissu dense, fibreux, granitiforme, incapable de tuberculisation aussi bien que de tout autre phlegmasie, surtout de la phlegmasie suppurée. »

[1] Cruveilhier, cité par Hérard et Cornil, *De la pht. pulm.*, p. 177.

Nous reviendrons plus loin sur cette opinion de Cruveilhier qui devra être discutée soigneusement dans sa dernière partie. Il nous suffira de dire qu'au moment où MM. Hérard et Cornil écrivirent leur *Traité de la phthisie pulmonaire* aujourd'hui classique, l'étude des formes fibreuses de la phtisie était pour ainsi dire encore toute à faire et qu'ils n'accordèrent point à son étude de place spéciale dans leur traité. Ils se bornèrent à dire avec tous les auteurs classiques que, fréquemment, les sommets des poumons tuberculeux sont envahis par du tissu fibreux qui forme la coque des cavernes, et s'étend plus ou moins loin, sous forme de travées, dans les zones encore occupées par les produits tuberculeux en voie d'évolution caséeuse.

Il est cependant facile de voir, en compulsant les recueils d'observations les plus anciens, qu'il existe certaines formes de phtisie pulmonaire dans lesquelles la production du tissu fibreux semble jouer un rôle prédominant dans les lésions observées. C'est ainsi que Portal[1] dans son observation III (celle de Mme de Gisors), dit que « le lobe droit du poumon étoit très racorni et endurci en quelques endroits comme du cuir brûlé; il contenoit une multitude de corps graniformes dont les uns étoient durs et plâtreux, d'autres plus ramollis et atteints d'une suppuration plus ou moins copieuse, et d'autres étoient plongés dans un foyer de pus grisâtre ; il y avoit dans le même lobe, vers la partie supérieure, une excavation qui auroit contenu un œuf de poule, dont les parois

1 Portal, *Observations sur la nature et le trait. de la pht. pulm* 1792, p. 21.

étoient très durcies, calleuses. » Le poumon opposé étai presque entièrement détruit par des tubercules suppurés et, circonstance à noter, le ventricule droit du cœur était dilaté; d'autre part il s'agissait d'une phtisie chronique à longue évolution et héréditaire, terminée par des œdèmes. On voit ainsi que, tandis que tout un poumon était envahi par du tissu fibreux et semé seulement de rares cavernes, l'autre présentait des lésions à rapide évolution et dont la forme était tout à fait différente des premières. On pourrait à l'infini multiplier des exemples semblables; mais nous avons cité le cas de Portal parce qu'il est à la fois l'un des plus anciennement observés, l'un des plus nets, et l'un de ceux qu'on retrouve aussi le plus communément reproduit dans les autopsies.

L'étude anatomo-pathologique exacte de la pneumonie interstitielle des tuberculeux n'a été faite que tout à fait dans ces dernières années. C'est principalement aux travaux de Cornil, de Grancher et de Thaon que l'on doit les notions exactes que nous possédons sur ce sujet. Le dernier des auteurs que nous venons de citer a notamment bien étudié le mode d'effacement des alvéoles pulmonaires sur les points envahis par la néoplasie fibreuse, mais c'est surtout aux derniers travaux de MM. Grancher et Renaut qu'il faut recourir pour bien comprendre la signification du tissu fibreux au sein des produits tuberculeux soit de nature granuleuse, soit de nature pneumonique.

M. Grancher, le premier, appela la granulation tuberculeuse une *néoplasie fibro-caséeuse*, indiquant avec une grande raison la double tendance, soit dégénérative, soit formative, que peut affecter cette granulation. Dans son dernier travail, M. le professeur Renaut étend cette définition à tous les produits tuberculeux, qu'ils soient *nodulaires*, c'est-à-dire formés par les granulations, ou *intercalaires*, c'est-à-dire formés par des inflammations disposées dans les intervalles des granulations elles-mêmes, et développées comme ces dernières sous l'influence de la diathèse tuberculeuse.

Il a montré qu'un point de pneumonie tuberculeuse étant donné, et caractérisé par la coexistence dans le même foyer de la double lésion caractéristique de cette pneumonie, *la granulation et l'exsudat fibrineux et catarrhal*, ce point de pneumonie peut évoluer selon les cas dans l'un ou l'autre des sens que prennent d'ordinaire les lésions tuberculeuses, c'est-à-dire soit dans le sens *dégénératif* ou *caséeux*, soit dans le sens *formatif*, *fibreux* ou *sclérosant*.

Pour bien comprendre comment s'effectue la transformation fibreuse des produits tuberculeux, il convient de les étudier dans des cas types; l'évolution, dégagée de toute complication, nous donnera la clef des formes mixtes que l'on observe le plus communément sur les sujets morts de phtisie chronique. Ces cas particuliers, qui constituent par conséquent des schémas, peuvent se réduire à trois principaux :

1° Les cas où des îlots plus ou moins étendus de tuberculose lobaire, pseudo-lobaire ou circonscrite en larges nappes, subissent d'emblée la transformation fibreuse qui envahit à la fois la granulation, ou nodule tuberculeux, et la zone occupée par l'exsudat, ou pneumonie intercalaire;

2° Les cas dans lesquels une éruption tuberculeuse

discrète, généralisée ou localisée par points, subit le même mode de transformation ;

3° Enfin, les cas où une sclérose tuberculeuse disposée en nappes, par exemple, dans un sommet du poumon, est en voie d'extension et envahit les parties de l'organe, infiltrées ou non de tubercules, qui lui sont sous-jacentes.

II

ÉVOLUTION FIBREUSE TOTALE DE L'ILOT DE PNEUMONIE TUBERCULEUSE A GRANULATIONS CONFLUENTES FORMATION DE LA SCLÉROSE TUBERCULEUSE DIFFUSE

Pour donner une idée de cette évolution, nous allons choisir un cas type qui se rencontre, il est vrai, rarement avec les caractères de généralisation et d'intensité que nous allons décrire ci-après, mais qui nous permettra de prendre une idée claire de la façon dont s'effectue d'emblée la transformation du tissu pulmonaire en une vaste nappe de tissu fibreux.

L'observation suivante a été présentée à la Société anatomique par M. Barié, dans sa séance du 30 avril 1875 ; elle se trouve dans le *Progrès médical*, 1875, p. 536.

Observation. — Le 22 janvier 1875 on amène sur un brancard un vieillard de 75 ans, à l'hôpital de la Pitié, dans le service de M. Desnos.

Le malade jouissait d'une santé excellente ; 4 jours auparavant, attaque et hémiplégie droite ; la veille, nouvelle attaque et paralysie plus accusée toujours du côté droit. — Athéromes artériels. — Rien au cœur. — Quelques râles ronflants aux deux bases.

Le 2 avril le malade prend de la fièvre ; perte de l'appétit. langue sèche, pouls fréquent. L'auscultation montre qu'il s'est fait *une pneumonie* au sommet droit et on entend en arrière dans la fosse sus-épineuse, du souffle tubaire, des râles crépitants ; pas de crachats rouillés, pas de toux ; cette pneumonie s'est faite d'une façon insidieuse ; le malade n'a pas de dyspnée ; la fièvre est peu intense ; le soir la température axillaire marque 38° et le pouls 90°. — Mort dans la nuit du 8 avril.

Autopsie. — Les deux poumons, le droit surtout, sont farcis de tubercules miliaires ; dans le poumon droit on trouve une pneumonie occupant tout le lobe supérieur. Des nodules durs. gris à la coupe, s'énucléaient par ilots lorsqu'on raclait une surface de section du poumon. Le liquide obtenu par ce même raclage offrait tous les caractères de l'exsudat de la pneumonie catarrhale fibrineuse et tuberculeuse ; il renfermait d'élégants réseaux de fibrine et des cellules endothéliales vésiculeuses nombreuses, remplies de grains de pigment noir et dont le contenu était granuleux ou colloïde.

L'examen histologique a été fait à cette époque et publié en partie par M. le professeur Renaut ; nous en donnons ici la description détaillée, en examinant successivement la granulation tuberculeuse en grappe et l'inflammation tuberculeuse intercalaire.

1° *Granulation tuberculeuse en grappe.* — Les granulations isolées par le raclage, se montraient sous la forme de moules, reproduisant exactement la forme des lobules pulmonaires primitifs adjacents entre eux, et se tenant par un pédicule plus ou moins délié. Il était donc permis, par ce premier examen, de supposer que la néoplasie était formée par des granulations confluentes occupant la cavité des alvéoles, et fusionnées entre elles sur la limite des lobules.

Certaines de ces granulations étaient tout à fait embryonnaires avec un centre punctiforme jaunâtre. Tout le reste du nodule était formé par de jeunes éléments réunis entre eux par une substance grenue, analogue à une masse de protoplasma, et qui les soudait solidement. En écrasant ces petites granulations, on ne les résolvait en cellules embryonnaires que tout à fait à la périphérie ; le centre se fondait en bloc à la façon d'un grand myéloplaxe qu'on écrase.

Mais la majorité des granulations isolées par la dissociation était constituée par des masses dures, de consistance analogue à celle de points minuscules de cicatrice. A un faible grossissement, on voyait ces granulations former chacune un nodule hyalin, presque translucide, sillonné de capillaires remplis par une injection naturelle, et dont l'on pouvait faire, par la simple pression, sortir des globules de sang. Ces capillaires n'étaient point oblitérés ; et ceci, dans l'espèce, constitue un caractère véritablement capital.

Sur une coupe du poumon durci, d'après la méthode classique et convenablement colorée, on voyait, sur tous les points de l'hépatisation, les grappes de nodules tuberculeux oblitérer les cavités des alvéoles suivant le mode exact des granulations fibrineuses, décrites par Andral, dans l'hépatisation pneumonique franche. Les granulations volumineuses et dures, c'est à-dire la majorité de ces productions, ne renfermaient pas de centre caséeux à cellules colloïdes multinucléées. Toute la masse était fibreuse, ou constituée par un tissu embryonnaire en voie de transformation fibroïde. La granulation était traversée par des capillaires embryonnaires à paroi anguleuse, mais à lumière large et libre. D'emblée, dans le cas qui nous occupe, *le nodule tuberculeux avait pris la voie de l'évolution fibreuse et l'avait suivie jusqu'au bout.*

L'on aurait pu se demander, au cas où les grappes de granulations fibreuses auraient été limitées simplement au lobe pulmonaire hépatisé, si leur nature était vraiment tuberculeuse ou s'il s'agissait d'une production étrangère à la tuberculose. Mais, dans le cas considéré, l'éruption des granulations était généralisée aux deux poumons, et, dans le gauche notamment, elles affectaient le caractère de distribution, et sur plusieurs points la constitution embryonnaire des nodules tuberculeux qu'on observe communément dans la granulie. Il n'y eut, du reste, de la part de personne, aucun doute à cet égard lors de l'autopsie et de la présentation à la Société anatomique qui la suivit.

2° *Inflammation tuberculeuse intercalaire.* — La pneumonie intercalaire aux granulations qui viennent d'être décrites, formait une minime zone autour de chacune d'elles. La raison en est, ainsi qu'on l'a dit plus haut, dans ce fait que les granulations fibreuses remplissaient presque exactement les alvéoles. Cependant cette zone minime présentait les caractères ordinaires d'un exsudat catarrhal englobé dans un réticulum fibrineux. Mais ce qui était remarquable dans ce cas, c'était l'*énorme épaississement des parois ou cloisons interalvéolaires* qui s'étaient transformées en travées relativement colossales de tissu fibreux de nouvelle formation; ces travées étaient semées de traînées de pigment noir.

L'épaississement des travées interalvéolaires, le mode de formation de cet épaississement, l'existence de cellules endothéliales pigmentées et encore reconnaissables au sein du tissu fibreux embryonnaire, enfin celle de nombreux vaisseaux jeunes, anfractueux, à large lumière perméable, indiquent naturellement ici le mode de formation de la sclérose trabéculaire. *De même que les nodules tuberculeux, l'inflammation tuberculeuse intercalaire a subi d'emblée la transformation fibreuse.* Les deux éléments de la pneumonie lobaire spécifique ont donc évolué simultanément et parallèlement dans le même sens, dans le sens *formatif.*

On voit par ce qui précède, qu'ici, la substitution du tissu fibreux au tissu pulmonaire a été totale et complète. Les granulations, à partir de leur phase embryonnaire, n'ont point subi à quelque degré que ce soit, la transformation caséeuse. Il est extrêmement probable que la cause principale de cette absence de toute tendance vers la régression a résidé dans la non-oblitération des vaisseaux des granulations qui formaient le moule des alvéoles. Aussi, nulle part, dans les îlots d'hépatisation fibreuse, il n'est possible de retrouver, sur les préparations tout à fait démonstratives que nous avons sous les yeux, quoi que ce soit qui rappelle la variété de productions improprement appelées *cellules géantes*, et qui sont dues à des oblitérations vasculaires sanguines ou lymphatiques. Inversement, dans tous les cas où le tubercule nodulaire ou intercalaire a évolué dans le sens dégénératif, on trouve de nombreux vaisseaux oblitérés par des caillots colloïdes qui, sur les coupes, prennent grossièrement l'apparence de cellules à noyaux multiples. Nous reviendrons du reste sur cette question de cellules géantes, lorsque nous étudierons, dans le paragraphe suivant, le mode de formation des granulations fibreuses de Bayle communes.

Un fait sur lequel il convient également d'appeler

l'attention, c'est que lorsqu'un îlot du poumon envahi par des nodules tuberculeux confluents subit la transformation fibreuse, pour ainsi dire diffuse, le mode d'oblitération des alvéoles pulmonaires est tout particulier ; il est le produit de deux facteurs, la transformation fibreuse des moules intra-alvéolaires formés par les granulations confluentes, et l'épaississement des cloisons interalvéolaires. Ce dernier épaississement prend naissance autour des vaisseaux, qui restent perméables dans la paroi comme dans la granulation elle-même. Le bourgeon fibreux formé par la granulation et la coque constituée par la paroi alvéolaire épaissie se soudent sur leur limite respective en englobant au sein du tissu fibreux fasciculé un grand nombre de cellules de l'exsudat pneumonique, chargées de grains de pigment résultant du morcellement et de la transformation des globules sanguins, et que l'on retrouve dans l'axe des traînées noires formées par ce pigment sur la limite des alvéoles transformés. Ce processus est très différent de celui qui a été indiqué par M. Thaon. Ce dernier correspond au mode d'accroissement d'un îlot de sclérose déjà formé, et nous l'étudierons dans un paragraphe ultérieur.

III

SCLÉROSE PULMONAIRE TUBERCULEUSE A GRANULATIONS FIBREUSES DISCRÈTES (SCLÉROSE NODULAIRE, GRANULATIONS DE BAYLE GÉANTES)

Toutes les éruptions tuberculeuses qui s'effectuent dans le parenchyme pulmonaire sont initialement formées par le concours de deux éléments distincts. Dans l'intérieur des alvéoles constituant par leur réunion un même lobulin pulmonaire, se forment des granulations agglomérées en grappes, et remplissant comme un moule solide la cavité de l'infundibulum envahi. Dans la granulie les nodules typiques sont la production prédominante ; on les voit, dans les points où l'éruption a été discrète, formés de petits nœuds gros comme un grain de millet et dont le contour est festonné. Chacun de ces nodules est environné d'une minime zone de pneumonie spécifique ; cette dernière, constituée par un exsudat fibrineux et catarrhal à la fois, forme le manteau de chacune des granulations composées et pour ainsi dire son enveloppe. Si l'éruption tuberculeuse est confluente, chacun des systèmes *granulo-pneumoniques* constitués comme il vient d'être dit est adjacent à l'un de ses similaires sans interposition de poumon sain. La pneumonie intercalaire est alors répandue en nappe entre tous les systèmes de granulations. Mais si au contraire l'éruption tuberculeuse a été discrète, les systèmes granulo-pneumoniques précités ne se rejoignent plus. Ils forment alors des îlots tuberculeux minuscules qui vont évoluer isolément soit dans le sens dégénératif, soit au contraire dans le sens fibro-formatif.

Nous n'avons pas à nous occuper ici des cas dans lesquels les points granulo-pneumoniques subissent la dégénérescence caséeuse. Pour le dire en passant, cette dernière survient surtout dans les cas où plusieurs nodules, formés eux-mêmes de granulations, sont réunis entre eux par une nappe pneumonique d'une certaine importance. Lorsqu'au contraire l'atmosphère pneumonique est minime autour de chacun d'eux, l'on observe à peu près régulièrement une tendance du système granulo-pneumonique vers l'évolution fibreuse ; et ceci s'observe aussi bien dans certaines parties des poumons atteints de phtisie chronique à lésions multiformes, que dans ceux où tout le parenchyme pulmonaire, ou tout un lobe, ou enfin toute une portion de lobe, ont vu leur lésion tuberculeuse initiale marcher dans le sens fibro-formatif. Les tendances évolutives des lésions tuberculeuses sont en effet commandées par l'état général de l'organisme qui les subit ; et un fait qui doit être clairement mis en lumière, sous peine de ne rien comprendre aux lésions multiformes qui se montrent dans un organisme depuis longtemps tuberculeux, c'est que *les lésions tuberculeuses se produisent dans tous les organes par poussées successives, comme il arrive dans la morve chronique et dans la syphilis. Les lésions d'âge diffèrent, se montrent toujours juxtaposées dans un même organe et dans un même tissu, et affectent une tendance autonome, soit à la dégénération caséeuse, soit à l'évolution fibro-formative, suivant que la disposition générale de l'organisme, isochrone aux lésions produites, était apte à déterminer la tendance de ces dernières vers l'une ou l'autre des directions évolutives précitées.*

Examinons donc ce qui se passe lorsqu'un point du poumon envahi par un nodule granulo-pneumonique isolé passe de l'état initial, à la fois nodulaire et pneumonique, à celui de nodule fibreux proprement dit.

Lorsque, dans un point du poumon, de jeunes granulations embryonnaires, entourées d'une atmosphère minime de pneumonie catarrhale et fibrineuse, ne se fusionnent pas sur leurs limites avec des lésions semblables, on observe toujours à leur niveau une tendance remarquable vers l'évolution fibreuse. Les parois des alvéoles qui séparent les grains formant par leur ensemble la granulation composée subissent un épaisissement remarquable. Tout autour des vaisseaux capillaires contenus dans les travées interalvéolaires se développent des bandes de tissu fibreux. De cette façon la paroi propre du vaisseau sanguin, *d'unilamellaire qu'elle était, devient nettement lamelleuse*. C'est surtout au pourtour de la granulation composée que ce processus peut être observé nettement. Au bout d'un certain temps on voit ainsi cet îlot enveloppé par une zone de tissu fibreux embryonnaire dans les travées duquel circulent de larges vaisseaux dont la lumière est comme creusée dans le tissu fibreux qu'ils parcourent. Ces vaisseaux présentent, comme les capillaires embryonnaires, des culs-de-sac diverticulaires et des pointes d'accroissement. Tout autour d'eux les alvéoles pulmonaires, primitivement envahis par la pneumonie catarrhale et fibrineuse spécifique, subissent une sorte de remaniement. L'aire de chaque alvéole, toujours occupée par les produits de l'exsudat primitif, c'est-à-dire par un coagulum fibrineux semé d'énormes cellules endothéliales desquamées et vésiculeuses, se remplit de globules blancs actifs analogues aux globules de la lymphe et présentant un noyau bourgeonnant. Au bout d'un certain temps, les alvéoles précités sont transformés en véritables îlots embryonnaires au milieu desquels les grosses cellules de l'exsudat catarrhal, chargées de pigment sanguin, deviennent de plus en plus rares. Parmi ces cellules dont l'origine est dans l'exsudat primitif, certaines subsistent, s'accroissent, offrent un noyau bourgeonnant ou des noyaux multiples ; leur protoplasma granuleux se teint vivement en rose sous l'influence de l'éosine hématoxylique, renferme souvent, outre des grains de pigment, des globules rouges déformés ou même encore intacts. Ainsi s'édifient au sein du lac embryonnaire pérituberculeux des cellules véritablement géantes, qui ne sont autre chose que des restes de la poussée pneumonique initiale et qui doivent être soigneusement distinguées des moules de coagulations intravasculaires, sanguines ou lymphatiques, indiqués il y a déjà longtemps sous le même nom par Schüppel.

Rapidement ou lentement, l'atmosphère connective embryonnaire que nous venons de décrire se substitue à la zone de pneumonie dans le système granulo-pneumonique considéré. Dans cette évolution, et en ce qui regarde l'agglomération centrale de granulations du système, deux cas peuvent se présenter : 1° la granulation centrale composée suit parallèlement à son atmosphère l'évolution fibro-formative ; 2° elle obéit à la tendance contraire et subit la dégénérescence granulo-graisseuse.

Dans le premier cas, les vaisseaux embryonnaires de la granulation centrale ne s'oblitèrent pas par arrêt subit de la circulation. Les éléments de la granulation se transforment en une perle de tissu fibreux par un procédé analogue à celui que subit un bourgeon charnu dans une cicatrice ; il n'y a pas lieu d'insister sur les détails de ce processus. Nous ferons remarquer seulement qu'il n'existe point alors au centre du système granulo-pneumonique d'apparence de cellules géantes. Les granulations se transforment en un tissu fibreux serré, vaguement fibrillaire. Dans ce tissu, les vaisseaux s'atrophient lentement comme dans une cicatrice et disparaissent sans laisser de traces. Souvent, dans l'intervalle des fines fibres connectives qui constituent la trame de la granulation transformée, on voit des files de granulations protéiques résultant de la désintégration des éléments cellulaires qui n'ont point participé à l'édification fibreuse. Mais le centre de la granulation n'est ici nullement ramolli, comme on l'observe dans la dégénérescence caséeuse. Ainsi se trouve constituée, au centre de chaque système, une petite perle fibreuse multilobée qui répond à la granulation initiale et qui est entourée par une coque de tissu fibreux irrégulièrement lamelleux, faisant corps avec elle et s'étendant à la périphérie par une zone embryonnaire nette, enveloppée par les restes de l'atmosphère pneumonique intercalaire non encore transformée en tissu fibreux.

Dans cette façon se forme une véritable granulation de Bayle géante au centre de laquelle on voit, sous forme d'un îlot fibreux dense et festonné, le vestige du nodule tuberculeux initial. Dans la zone fibreuse qui enveloppe cette partie centrale on observe, sur les limites du cercle embryonnaire et du cercle fibreux vrai, des productions singulières qui ont été décrites sous le nom de cellules géantes. Ces productions sont tout à fait différentes de celles que nous avons décrites antérieurement au sein de l'exsudat fibrineux et catarrhal. Elles répondent à la section de nombreux capillaires sanguins ou lymphatiques creusés dans l'épaisseur du tissu fibreux et dans lesquels le sang s'est depuis longtemps arrêté. Si, en effet, l'on monte une pièce de poumon affecté de la sorte dans le microtome, et si l'on effectue des coupes minces successives, l'on verra que les soi-disant cellules géantes sont, dans les coupes superposées d'un même nodule granulo-pneumonique, étagées exactement les unes au-dessous des autres. Dans cette conception, elles répondent à la section transversale de cordons remplis d'un coagulum fibrineux ayant subi la dégénération colloïde, comme il arrive pour tous les caillots depuis longtemps stationnaires. Nous adoptons donc pleinement, dans ce cas particulier, l'explication fournie successivement par MM. Ranvier, Thaon, Cornil, et Hippolyte Martin, relativement à l'interprétation de ces figures.

On voit de la sorte que le nodule granulo-pneumonique transformé en tissu fibreux est entouré par une couronne de vaisseaux embryonnaires, dans lesquels la circulation s'est arrêtée, et qui occupent les limites de son cercle d'accroissement. Tandis que dans les périodes initiales les vaisseaux sanguins et lymphatiques étaient restés perméables, et que conséquemment les parties centrales du système avaient pu subir régulièrement l'évolution fibreuse, cette dernière est arrêtée dans son extension par l'oblitération des vaisseaux périphériques, et l'îlot fibreux d'origine tuberculeuse cesse de s'accroître. La double tendance des lésions tuberculeuses se confirme donc même, à un certain moment de leur évolution, dans les productions fibro-formatives.

Mais dans certains cas, et notamment dans l'observation que nous rapportons plus loin (chapitre III), l'évolution fibro-formative des îlots granulo-pneumoniques peut se poursuivre assez longtemps pour que ces derniers atteignent un diamètre variant de celui d'un grain de mil à celui d'un grain de blé. Quand l'éruption a été à la fois discrète et largement disséminée dans le poumon, chacun de ces îlots devient un nodule de cicatrice qui agit par sa rétractilité propre, et qui produit dans les bandes intercalaires de poumon resté sain des lésions sur lesquelles nous insisterons plus tard. Chaque îlot peut aussi, comme toute néoplasie fibreuse, subir la transformation calcaire ; alors la zone du poumon intéressée est semée de petits nœuds de tissu nodulaire au centre de chacun desquels on trouve un calcul minuscule qui, lorsqu'il a été décalcifié, montre la structure d'une granulation de Bayle. Dans nombre de cas, des portions importantes du poumon sont semées de la sorte de granulations de Bayle géantes, offrant à l'œil nu, sur les coupes, soit l'aspect chatoyant de petites perles à point central légèrement opaque, soit celui de petit calcul miliaire. La lésion peut, dans des cas très chroniques, être répandue, comme nous le verrons plus tard, à tout un lobe du poumon.

Nous avons dit que dans certains cas les îlots de granulations qui forment le centre des nodules granulo-pneumoniques peuvent rester inertes et ne point subir individuellement la transformation fibreuse. Alors la granulation fibreuse de Bayle subit une remarquable modification dans sa structure. Cette granulation multilobée subit lentement la désintégration granulo-graisseuse. Inversement l'atmosphère pneumonique se transforme en tissu fibreux ; et ce tissu fibreux, végétant de la périphérie au centre, envahit la granulation, dont on ne retrouve plus de traces. Ainsi se forment des points étoilés de cicatrice, qui présentent des festons rentrants à leur périphérie et non plus saillants en dehors comme dans le cas précédent. Il est, du reste, extrêmement fréquent de voir les deux lésions mêlées. Cette coïncidence est d'ailleurs conforme à la loi générale d'évolution des lésions tuberculeuses; on sait qu'en vertu de cette loi des lésions d'âge et de sens évolutif différents se trouvent constamment juxtaposées dans un même point affecté.

Autour des vaisseaux sanguins de gros calibre, autour des bronches, comme l'ont depuis longtemps signalé les auteurs, des lésions scléreuses analogues se développent et agissent, dans le cas d'éruption tuberculeuse discrète et à longue évolution, à la façon des centres de rétraction cicatricielle autonomes. La sclérose périgranulique, périvasculaire et péribronchique se poursuit, en outre, irrégulièrement, dans les bandes de tissu pulmonaire resté sain, le long des petits vaisseaux de distribution ; si bien que, lorsque l'évolution du tissu fibreux est avancée, les portions du tissu pulmonaire primitivement non envahies sont sollicitées de tous côtés par des centres de rétraction divers qui modifient mécaniquement et profondément la constitution de leurs alvéoles, et qui les élargissent ou parfois même rompent leurs parois, en créant des lésions d'emphysème profond, dans l'intervalle des points occupés par les nodules tuberculeux transformés, les vaisseaux devenus scléreux, et les bronchioles atteintes d'inflammation chronique.

IV

MODE DE FORMATION, CONSTITUTION ET ACCROISSEMENT DES LÉSIONS SCLÉREUSES DIFFUSES D'ORIGINE TUBERCULEUSE

Nous avons vu qu'un point plus ou moins étendu de pneumonie tuberculeuse à granulations confluentes peut se transformer d'emblée en un îlot de tissu fibreux occupant exactement les limites de la lésion. Dans ce cas particulier l'on voit généralement au sommet des poumons affectés de phtisie chronique à lente évolution et occupant parfois la majeure partie du lobe supérieur, d'énormes zones d'induration renfermant d'ordinaire sur un ou plusieurs de leurs points des cavernes creusées au sein d'un tissu résistant comme celui d'un tendon, ou comme une plaque de périsplénite. A l'œil nu, ces parties du poumon transformées en tissu fibreux offrent, suivant la remarque de Cruveilhier, l'aspect d'une truffe de mauvaise qualité ; c'est-à-dire qu'elles sont formées d'un mélange de parties translucides et à reflets bleuâtres, avec des îlots ou des traînées de pigment qui tigrent ou qui marbrent irrégulièrement la surface des coupes. Si l'on insuffle le poumon atteint par cette lésion, et si on le laisse sécher à l'air avant d'y pratiquer des coupes, on voit que les parties envahies par la néoformation fibreuse restent complètement imperméables dans la plupart des points, et sont irrégulièrement pénétrées par l'air sur plusieurs autres. Le gaz insufflé se répand alors dans un système de crevasses ou de lacunes irrégulières séparées par des bandes plus ou moins épaisses de tissu scléreux. L'on peut dire que dans les régions ainsi envahies et quelquefois largement étendues, le poumon a été complètement détruit et transformé en une nappe de tissu de cicatrice.

Lorsque l'on examine avec attention de larges coupes d'un poumon ainsi transformé, l'on voit que les bandes principales de tissu fibreux sont groupées autour de grappes de granulations tuberculeuses transformées en granulations de Bayle. Ces granulations sont de deux ordres, les unes offrent à leur centre un petit îlot irrégulier formé de granulations moléculaires ou graisseuses très fines. Ce noyau granuleux central est entouré par une sorte de petite perle de tissu fibreux dense dont les fibres se dirigent vers le centre en le pénétrant. Cette pénétration se fait de deux manières : dans un premier cas les faisceaux fibreux rayonnent du centre à la périphérie, à la façon des rayons d'une roue, dans le second la pénétration s'effectue par une sorte de tourbillonnement du tissu fibreux, qui se comporte à l'égard du nodule transformé à la façon des fibres du périchondre dans un noyau arrondi de cartilage hyalin. Dans les intervalles des faisceaux connectifs, soit radiés, soit empelotonnés, on voit de nombreux grains de pigment qui augmentent de nombre à mesure que l'on se rapproche de la marge des lésions. A ce dernier niveau le tissu fibreux cesse d'être ordonné par rapport au centre du globule ; il se poursuit sous forme de bandes qui s'entrelacent dans toutes les directions. Ainsi est constitué le système que nous nommerons *système des bandes fibreuses principales, périgranuleuses* ou *périnodulaires*.

Certaines bandes de ce système renferment des granulations qui n'ont point de centre granuleux et qui sont formées dans tous leurs points par du tissu fibreux tendiniforme. Il est évident que ces granulations ont subi individuellement dès le début la transformation fibreuse *in situ*, tandis que les premières ont été seulement pénétrées par leur atmosphère fibreuse résultant de la transformation des zones périnodulaires de pneumonie intercalaire.

Un second système de travées fibreuses part de la paroi des vaisseaux de distribution, et principalement de celles des artères et des artérioles ; c'est le système des *bandes fibreuses périvasculaires*, qui s'entremêle avec le précédent, en circonscrivant des espaces sur la disposition desquels nous reviendrons dans un instant.

Enfin, les bronches d'un certain calibre paraissent au milieu du tissu scléreux comme de vastes espaces à lumière toujours béante et qui en imposent quelquefois pour des cavernules. Des parois bronchiques qui sont plongées, comme on le sait, dans l'état sain, au centre de traînées de tissu connectif lâche renfermant, outre la bronche, des îlots glandulaires et des gros vaisseaux de distribution, l'on voit partir des bandes fibreuses semées, ou non, de granulations de Bayle et qui vont se confondre plus ou moins rapidement avec leurs similaires émanées du pourtour des vaisseaux ou des traînées de granulations. Ainsi se trouve constitué un troisième système de bandelettes fibreuses, *système des bandes fibreuses péribronchiques*.

En se nattant dans divers sens, en échangeant les uns avec les autres leurs systèmes de fibres connectives, les bandes fibreuses que nous venons de décrire interceptent des espaces dont les uns, sur le poumon insufflé, se laissent pénétrer par l'air, et dont les autres, dans les mêmes conditions, restent absolument imperméables. Nous allons successivement étudier ces deux ordres d'*îlots intercalaires.*

A. *Ilots intercalaires pneumoniques*

Ces îlots, irrégulièrement répandus au sein de la sclérose, répondent à des points primitivement envahis par la pneumonie fibrineuse-catarrhale typique. Ils se montrent sur les coupes avec l'apparence des tubercules crus classiques; ils sont imperméables à l'air; ce sont des points où l'inflammation tuberculeuse a suivi la tendance dégénérative des îlots de *pneumonie caséeuse*. Cette pneumonie caséeuse est à lente évolution; dans l'aire qu'elle occupe, les parois des alvéoles sont atrophiées. Les vaisseaux capillaires intratrabéculaires ont entièrement disparu. De la sorte, les limites des alvéoles ne sont plus marquées que par un réticulum élégant dessiné par les fibres élastiques et qui donne une image grossièrement analogue à celle du tissu caverneux des ganglions lymphatiques, si l'on supposait les mailles de ce dernier restées très grêles, en même temps que leur aire se serait élargie. Cette aire est occupée par l'exsudat devenu granuleux. Au milieu de ce dernier l'on retrouve les cellules endothéliales gigantesques, soit restées globuleuses, soit déformées, mais toujours remplies de grains de pigment noir.

Ces îlots intercalaires du premier genre, s'ils restent indéfiniment séquestrés au sein du tissu fibreux, continueront à suivre les phases régulières du processus nécrobiotique; au sein de l'exsudat se montreront des boules de leucine, des cristaux d'acides gras et enfin des sels calcaires. Telle est l'origine des *tubercules crétacés* que l'on trouve si communément au sommet des poumons chez les individus qui ont résisté à une poussée de tuberculose pulmonaire; insuffisante à mettre en train le processus de la phtisie et qui n'a pas été suivie de poussées successives, s'étageant les unes sur les autres de manière à envahir une portion importante du parenchyme pulmonaire.

Si, au contraire, de pareils îlots, par un mécanisme sur lequel nous reviendrons plus loin, étaient mis en communication avec une bronchiole, ils deviendraient l'origine d'une cavernule qui se viderait de son contenu granuleux et deviendrait un ulcère atone, à parois fibreuses soumises à un processus incessant de désintégration du centre à la périphérie.

B. *Ilots intercalaires emphysémateux*

Ces îlots sont anguleux comme les précédents et circonscrits par des bandes de sclérose. Ils répondent à des parties du poumon qui n'ont pas été envahies par la pneumonie tuberculeuse ou au niveau desquels la résolution s'est effectuée *ad integrum*. Ils répondent aux points perméables à l'air dans le poumon insufflé. Toujours à leur niveau les alvéoles sont agrandis, leurs parois sont rompues par places; ils forment par leur réunion des sortes d'espaces caverneux. La production de l'emphysème s'explique ici, on le conçoit, tout naturellement par la rétraction des bandes cicatricielles qui environnent les points du poumon que nous décrivons et qui sollicitent dans tous les sens leur parenchyme doué d'une faible résistance. Aussi trouve-t-on dans les parois alvéolaires les nombreux trous décrits par M. Villemin comme une lésion constante de l'emphysème accusé. Ces trous, ainsi que l'a montré M. Renaut dans son cours de cette année[1], ne sont autre chose que les espaces intercapillaires dilatés qui, ainsi qu'il l'a montré, préexistent dans le poumon sain et sont seulement remplis par les corps protoplasmiques et les noyaux des cellules endothéliales de l'alvéole pulmonaire.

Les nappes de sclérose que nous venons de décrire tendent sans cesse, dans les poumons atteints de tuberculose à tendance accusée vers l'évolution fibreuse, à s'accroître et à envahir soit les régions du poumon demeurées perméables, les points intercalaires emphysémateux, soit au contraire à pénétrer les points caséeux. Cette extension se fait à la fois incessamment : 1° dans l'intérieur de la nappe de sclérose ; 2° à sa périphérie, c'est-à-dire gagnant de haut en bas et marchant vers le lobe moyen et le lobe inférieur.

Tout montre, en effet, que, loin de représenter, au point de vue de l'évolution formative, une *zone stérile*, la nappe de sclérose tuberculeuse est le siège incessant de processus formatifs. Elle se comporte absolument à la façon d'une chéloïde extensive. Mais un fait important, c'est quelle ne produit point de tubercule nouveau, mais bien du tissu fibreux qui s'édifie suivant son mode régulier, c'est-à-dire par la production de véritables *bourgeons charnus*.

[1] Renaut, *Cours d'Anatomie générale*.

De distance en distance, entre les bandes de tissu fibreux on voit se multiplier les cellules fixes ; des traînées de tissu embryonnaire se montrent dans l'intervalle des faisceaux. Des vaisseaux embryonnaires, à parois larges et anfractueuses, émanés par bourgeonnement des vaisseaux préexistants, ou peut-être nés sur place, apparaissent au milieu du tissu jeune. Certains de ces vaisseaux s'atrophient ; dans d'autres la circulation s'arrête et la lumière vasculaire se remplit d'un moule d'abord fibrineux, puis colloïde, qui donne lieu sur les coupes à des apparences de cellules géantes sur lesquelles nous avons précédemment insisté. Mais sur les points du poumon demeurés perméables, le tissu embryonnaire s'organise en gros bourgeons charnus qui végètent dans les alvéoles en se coiffant de leur endothélium qui a repris sa forme embryonnaire (épithélium prismatique). Bientôt une série d'alvéoles sont oblitérés par cette végétation de bourgeons papilliformes qui les remplissent. L'effacement des alvéoles se fait ici suivant le mécanisme décrit minutieusement pour la première fois par Thaon et sur lequel il est inutile d'insister davantage. Nous ferons remarquer seulement ici que c'est à tort que M. Cornil, dans son traité de la *Phthisie* fait en commun avec M. Hérard, a décrit les bourgeons charnus qui nous occupent comme des nouvelles granulations tuberculeuses embryonnaires naissant dans l'épaisseur ou sur la marge des lésions scléreuses. Cet anatomo-pathologiste distingué n'a été du reste conduit à formuler cette conception qu'à cause des méthodes insuffisantes qu'il employait. Sur des coupes faites après durcissement dans l'alcool, la gomme et l'alcool, et colorées à l'aide du picro-carminate d'ammoniaque,

M. le professeur Renaut a pu se convaincre qu'il s'agissait ici simplement d'un bougeonnement absolument analogue à celui qui survient dans un tissu fibreux, comme le derme, lorsqu'il a été enflammé.

Ce processus incessant de remaniement est marqué, dans les plaques de sclérose, par une pigmentation considérable, résultat des nombreuses poussées de néoformation vasculaire. De même autour d'un ancien ulcère bourgeonnant de la peau subsiste pendant longtemps et parfois indéfiniment une pigmentation brune ; de même dans le tissu similaire des plaques de sclérose tuberculeuse on voit le pigment se répandre autour des vaisseaux, autour des bronches et dans les intervalles des bandes de tissu fibreux diversement entremêlées.

Le processus que nous venons de décrire s'effectue souvent sur les limites d'un îlot intercalaire caséeux. Le bourgeonnement part souvent des parois de la bronche qui commandait l'îlot considéré; le tissu embryonnaire, s'il remonte jusqu'au niveau du point où cette bronche est encore perméable, vient au contact de l'air, suppure véritablement, et la fonte purulente ouvre la cavernule. Ainsi les processus inflammatoires dont la sclérose pulmonaire est le théâtre peuvent concourir à l'extension des lésions ulcéreuses du poumon. Lorsqu'un îlot pneumonique intercalaire d'une certaine importance a été englobé dans une plaque de sclérose, les phénomènes que nous venons de décrire s'effectuent presque fatalement. Voilà pourquoi l'on trouve, en règle générale, une ou plusieurs cavernes à parois fibreuses au sein des énormes masses cicatricielles qui ont transformé la presque totalité du lobe supérieur en un vaste nœud de tissu fibreux.

Cette forme de caverne est pour ainsi dire caractéristique des phtisies chroniques à très lente évolution, et dans lesquelles le sens fibro-formatif des lésions tuberculeuses a été très accusé. Ces cavernes sont presque toujours trouvées *aux trois quarts vides*, circonstance qui n'a pas été suffisamment notée par les auteurs et sur laquelle nous devons insister ici. Le liquide peu abondant qu'elles renferment n'est point du pus vrai, mais un détritus moléculaire sanieux, renfermant des acides gras, des boules de leucine et répandant une odeur infecte. Cette odeur se communique à l'air expiré des phtisiques à cavernes vastes et localisées au sommet du poumon, et qu'on observe le plus fréquemment dans les formes extrêmement lentes.

Dans ces cas, la paroi de la caverne est rigide, creusée à pic dans le tissu fibreux, et la concrétion membraniforme, qui la tapisse à l'intérieur, est constituée par une zone mince de ce tissu fibreux qui a subi la dégénérescence granuleuse. Au-dessous de cette pellicule désintégrée, le tissu fibreux est dense, translucide, comme celui d'une plaque de périhépatite ou de périsplénite. Les vaisseaux sont oblitérés; dans la substance fondamentale devenue hyaline, comme colloïde, et se colorant encore par le carmin, existent des boules de leucine que le même réactif teint en rouge intense. Les couches périphériques de l'excavation sont constituées par du tissu fibreux fasciculé, semé d'îlots embryonnaires, parcourus eux-mêmes par des vaisseaux à parois minces ou par de gros vaisseaux de distribution qui, lorsqu'ils sont atteints par la désintégration, peuvent être ulcérés comme dans une caverne et donner lieu aux hémoptysies foudroyantes que l'on observe dans quelques cas.

Nous devons dire actuellement un mot des lésions que présentent les bronches au sein d'une nappe de sclérose en voie d'évolution. Ces lésions sont très remarquables et constantes ; *sur son trajet intrascléreux la bronche est toujours dilatée et enflammée chroniquement.* La dilatation n'est pas toujours cylindroïde et régulière : sur les points où la paroi est sollicitée par l'action prédominante d'un îlot de cicatrice adjacent, il se fait une dilatation sacciforme. Des dilatations annulaires ou fusiformes peuvent s'effectuer par un procédé analogue, sur les points où la bronche est entourée de toutes parts d'un anneau rétractile puissant. L'épithélium bronchique, même sur des pièces recueillies dans des autopsies d'hiver et par la gelée, est ordinairement desquamé. Le système de plis radiés des bronchioles juxtalobulaires et des bronches de petit calibre se trouve transformé, par l'inflammation interstitielle du derme muqueux et par la chute de l'épithélium, en un système d'énormes bourgeons charnus qui sécrètent incessamment du pus. Dans ces plis muqueux bourgeonnants existent d'énormes capillaires embryonnaires, remplis de sang et qui se continuent avec les mailles vasculaires péribronchiques situées au-dessous des arcs cartilagineux discontinus, qui sont eux-mêmes énormément dilatés et entourés de tissu embryonnaire formé de cellules indifférentes. La majeure partie du pus expectoré par les phtisiques porteurs de vastes cavernes atones, creusées au sein du tissu fibreux, n'a pas une autre origine. A l'autopsie, ces bronches sont pleines de pus, tandis que les cavernes sont aux trois quarts remplies d'air et ne renferment qu'une petite quantité de bouillie grisâtre produite par la lente désintégration de leurs parois. Aussi parfois, pendant la vie, chez un phtisique qui crache des flots de pus, trouve-t-on aux premiers instants du réveil, et avant la première quinte de toux du matin, un souffle amphorique intense et du tintement métallique au niveau des cavernes; ces deux phénomènes ne s'accompagnant que d'un faible gargouillement à grosses bulles.

Mais une altération extrêmement intéressante est celle subie par les muscles de Reissessen. Dans son cours d'anatomie générale, M. Renaut a fait voir qu'à l'état sain ces muscles ne forment pas autour des bronchioles de petit calibre des anneaux analogues aux sphincters artériels, dont les fibres lisses croisent leurs extrémités aux deux chefs opposés. Les muscles bronchiques forment une série d'arcs qui embrassent le pourtour de la bronche à la façon des mains de plusieurs individus qui embrasseraient une colonne en faisant chevaucher leurs doigts. En d'autres termes, ces muscles sont disposés comme des segments d'arc dont les extrémités empiètent les unes sur les autres à la façon des festons d'une rosace limitée par des éléments de cercles légèrement excentriques au point central commun. Supposons maintenant que la lumière de la bronche ainsi limitée par des couches musculaires s'élargisse démesurément, les segments d'arc formés par les muscles de Reissessen vont s'écarter les uns des autres et s'éventrer à leurs points de contact, comme le ferait une bande de papier que l'on aurait collée en cercle autour d'un ballon de caoutchouc que l'on insufflerait. De plus, sous l'influence de l'inflammation, les minuscules tendons élastiques qui terminent à leur extrémité chacun des segments d'arc musculaires, se sont fondus pour ainsi dire sous l'influence de l'inflammation, comme le fait toujours le tissu élastique en pareil cas. Les muscles péribronchiques sont donc à la fois éventrés et dépourvus de points d'attaches. La bronche a cessé d'être un canal contractile, et l'action périphérique du tissu fibreux qui l'entoure peut s'exercer en toute liberté pour la dilater indéfiniment.

V

ÉVOLUTION DU TISSU FIBREUX AU SEIN DES MASSES TUBERCULEUSES DEVENUES CASÉEUSES FORMATION DES PAROIS DES CAVERNES COMMUNICANTES[1]

Pour bien comprendre les lésions multiples de la phtisie chronique, une dernière étude nous reste à faire. Dans la phtisie à rapide évolution, et par exemple dans la forme décrite par Morton, sous le nom de *phthisis florida*, et par Trousseau, sous celui de *phthisie catarrhale*, le poumon est envahi par une éruption d'îlots granulo-pneumoniques qui ne sont pas assez discrets pour subir isolément la transformation fibreuse, et qui ne sont pas non plus assez confluents pour produire une hépatisation pneumonique lobaire, pseudo-lobaire ou en larges îlots.

[1] Les poumons dont l'examen a servi de point de départ à la description qui va suivre proviennent d'une femme de 74 ans (Marie Jalabert), morte à l'Hôtel-Dieu de Lyon, au mois de mai de cette année dans le service de M. R. Tripier. Elle était atteinte d'une paralysie agitante ; la malade, en partie tombée dans l'enfance, ne donnait que des renseignements très incomplets sur ses antécédents, et n'attirait pas l'attention sur les phénomènes pulmonaires. Mort dans le marasme.

Mais des nappes, des traînées de tissu pulmonaire envahi subissent la transformation caséeuse et sont séparées par d'autres bandes et d'autres îlots qui subissent au contraire soit totalement, soit partiellement, la transformation fibreuse. Après une courte maladie, dans laquelle souvent la fièvre n'a point cessé, le malade meurt en présentant les symptômes d'une bronchio-pneumonie ou d'une bronchite généralisée, et son poumon paraît, à l'autopsie, creusé d'une infinité de cavernes communicantes séparées par des bandes de tissu fibreux semées elles-mêmes de grappes de granulations soit embryonnaires, soit déjà fibreuses, soit enfin d'îlots granulo-pneumoniques en voie de dégénération caséeuse. L'aspect de tels poumons rappelle celui d'une éponge, dont les cavités anfractueuses communicantes seraient remplies de pus sanguinolent, et dont la charpente serait représentée par les travées fibreuses. Cet aspect macroscopique du poumon a été décrit il y a longtemps par Portal, sous le nom d'*ulcère sinueux*. Dans ces cas il y a une ligne de démarcation assez nette entre les îlots pulmonaires dégénérés et ramollis, et les travées fibreuses qui les séparent. Ces dernières se sont édifiées ordinairement autour des vaisseaux un peu volumineux et des bronches d'un certain calibre, sans envahir les points occupés par les lésions tuberculeuses à tendance dégénérative précoce.

Mais il existe des cas mixtes dans lesquels les îlots pulmonaires en voie de dégénération ne subissent que très lentement cette dernière. On voit alors, suivant la remarque judicieuse de Grancher, se produire sur la marge ou même dans l'intérieur de ces lésions dégénératives des points de pneumonie interstitielle. Ici, comme dans la sclérose diffuse, le tissu fibreux, produit dans l'intervalle des lésions tuberculeuses du type dégénératif, offre une tendance remarquable à l'extension. L'on voit partir des travées fibreuses des bourgeons vasculaires énormes qui semblent chercher à pénétrer dans les îlots de pneumonie caséeuse. Ces vaisseaux présentent des diverticules sacciformes et des pointes d'accroissement analogues à ceux que l'on observe dans la période embryonnaire. On les voit souvent s'avancer jusqu'au milieu d'un îlot dégénéré; ils sont remplis et distendus par de nombreux globules sanguins et restent le siège d'une circulation active, tandis que les vaisseaux anciens de la zone dégénérée sont oblitérés ou atrophiés. Parfois ces énormes capillaires, dont l'aire de section égale et dépasse souvent les dimensions d'un alvéole pulmonaire sain, s'entourent d'une zone de tissu embryonnaire formé évidemment aux dépens des cellules lymphatiques amenées par le sang qui circule dans leur cavité. Cette zone embryonnaire peut, on le conçoit, devenir l'origine de petites masses de tissu conjonctif que l'on voit s'édifier autour du vaisseau, au sein même de l'îlot caséeux. Mais le plus souvent le tissu fibreux se forme autrement : la membrane propre du capillaire embryonnaire bourgeonnant, d'unilamellaire qu'elle était, devient nettement lamelleuse. Ainsi se forment, autour des bourgeons vasculaires qui pénètrent les îlots caséeux, des bandes de tissu fibreux qui s'accroissent, morcellent le point dégénéré et deviennent ainsi l'origine d'une véritable sclérose, sclérose réparatrice en ce sens qu'elle diminue l'étendue des masses dégénérées, rendant ainsi plus difficile la formation de vastes points caverneux.

Les considérations qui précèdent ne sont point en dehors de notre sujet, il est extrêmement rare en effet que la tendance fibro-formative ait été assez accusée et assez soutenue dans un organisme tuberculeux pour qu'on ne rencontre point, mêlées aux lésions fibreuses, des lésions dégénératives souvent répandues sur de vastes surfaces. Lorsque, par suite des dispositions générales de l'organisme, les tendances fibro-formatives des lésions tuberculeuses viennent à l'emporter sur les dégénératives, c'est ainsi que les points envahis par la caséification sont remaniés, morcelés par le tissu fibreux et parfois effacés plus ou moins complètement par le processus laborieux que nous venons de décrire.

On comprend par le long exposé qui precède comment dans un même poumon tuberculeux se trouvent constamment réunies et juxtaposées des lésions diverses. Presque jamais la tendance fibro-formative n'a dominé régulièrement pendant tout le cours de la maladie. Des poussées successives se sont produites et ont conduit soit à la formation de vastes îlots de pneumonie caséeuse ou interstitielle, soit à de petites lésions circonscrites autour d'un petit nombre d'îlots granulo-pneumoniques et qui peuvent, être, dans des points très voisins, l'origine de petits nœuds caséeux ou de petites grappes de granulation de Bayle contenues dans une traînée fibreuse. Pour ainsi dire dans aucun poumon tuberculeux, en dehors de quelques cas exceptionnels, les lésions dégénératives ne sont absentes; mais il est des cas nombreux dans lesquels ces lésions sont relativement peu considérables; il en est même où elles sont graduellement effacées par la végétation du tissu fibreux ; quand cette dernière devient prédominante et se poursuit pendant de longues périodes, le type des lésions est profondément modifié par l'extension incessante de la pneumonie interstitielle, et par ses granulations de Bayle abondantes et disséminées, par ses traînées fibreuses périvasculaires et péribronchiques, par ses nappes de cirrhose pulmonaire localisées au sommet et creusées de cavernes rares et atones, la phtisie chronique prend un type général déterminé. Elle devient une phtisie fibreuse présentant des caractères évolutifs et symptomatiques que nous allons esquisser dans les pages qui vont suivre.

CHAPITRE II

DE L'EMPHYSÈME PULMONAIRE DANS LA PHTISIE FIBREUSE

SOMMAIRE. — Historique. — L'emphysème et la phtisie fibreuse existent ensemble à l'autopsie : Observations. — Formes de cet emphysème. —
Mécanisme de l'emphysème lié à la phtisie fibreuse. — Rétraction du tissu cicatriciel. — Emphysème compensateur. Théorie d'Andral. — Les efforts d'inspiration et la dyspnée jouent le principal rôle. — Théorie de Gairdner : Lésions atrophiques.
Influence de l'emphysème sur la marche ultérieure des lésions tuberculeuses. — Divergence des opinions; quelle en est la cause. — Les phtisies emphysémateuses ont une marche spéciale. — Causes locales. — L'emphysème n'est pas la cause, mais le résultat de la lenteur de la maladie.

Quand les tubercules ont déterminé la production, dans le poumon, d'îlots fibreux ou de masses scléreuses, ils s'accompagnent presque toujours d'emphysème, et c'est cette partie de la question qui va nous occuper dans ce chapitre.

Les premiers observateurs qui ont fait l'étude anatomique de la tuberculose ont une grande tendance à nier la coexistence de l'emphysème[1]. Plus tard, Fauvel[2] cite

[1] Louis, *Société méd. d'observation*, 1837.
[2] Fauvel, *Recherches sur la bronchite capillaire suffocante*, id., 1844.

deux cas d'emphysème généralisé des deux poumons chez des malades morts de tuberculose aiguë ; mais il faut arriver à Gairdner[1] et à Gallard[2], en 1850 et 1854, pour que l'existence de l'emphysème chez les tuberculeux soit affirmée comme un fait habituel. Après ces recherches, tous les auteurs acceptent leurs résultats ; Valleix[3] cite, en l'appuyant, l'opinion de M. Gallard ; M. G. Sée, dans l'article *Asthme* du *Dictionnaire de médecine et de chirurgie pratiques*, et toutes les pathologies classiques considèrent la coïncidence de la phtisie et de l'emphysème comme un fait définitivement établi. Mais, jusque-là, on ne trouve que des descriptions confuses, où la coïncidence est affirmée sur des chiffres statistiques, et dans lesquelles l'anatomie pathologique se borne à cette constatation. Enfin M. Hirtz[4] dans sa thèse inaugurale, en 1878, cherche à pénétrer plus avant dans la question et essaye de classer les cas de coïncidence et d'en pénétrer le mécanisme et la manière d'être. Il rattache ces cas à trois formes principales :

1° L'emphysème aigu généralisé qui appartient à la phtisie rapide ;

2° L'emphysème chronique partiel que l'on trouve, d'après l'auteur, dans toute phtisie en voie d'évolution ;

3° L'emphysème chronique généralisé qui se rattache à la tuberculose latente.

Dans ses descriptions anatomiques, M. Hirtz n'a en

[1] Gairdner, On the path. anat. of bronchitis, *Monthly Journ. of med. sc.*, 1850-51.
[2] Gallard, *Archives générales de médecine*, août, 1854.
[3] Valleix, *Guide du médecin praticien*, t. II, p. 651, 1860.
[4] Hirtz, *De l'emphysème chez les tuberculeux*, th. doct. Paris, 1878.

vue que le plus ou moins de dissémination de l'emphysème, et on ne trouve nulle part le moindre passage qui permette de penser qu'il ait saisi un rapport quelconque entre cette lésion et les variétés des tubercules eux-mêmes, entre l'emphysème et l'état du parenchyme pulmonaire atteint par la dégénérescence.

Si l'on veut quelque chose de plus que quelques lobules dilatés dont l'existence n'est révélée qu'à l'autopsie, si l'on s'attache seulement aux cas dans lesquels l'emphysème manifeste sa présence par ses symptômes propres pendant la vie du malade, il est loin d'être constant dans la phtisie pulmonaire, il est même assez rare à l'état chronique, et pour expliquer sa présence il faut faire intervenir une marche spéciale du processus tuberculeux. Cette marche spéciale, c'est précisément l'évolution fibreuse de la lésion, et l'évolution fibreuse explique à la fois la production de l'emphysème et le caractère de lenteur et de bénignité des phtisies emphysémateuses. Pour démontrer les relations étroites qui unissent l'emphysème chez les tuberculeux à la production du tissu fibreux dans le poumon, il est indispensable de passer en revue les raisons qui ont été invoquées pour rendre compte du mécanisme de cette ectasie alvéolaire dans les cas de tuberculose, d'étudier de plus près les rapports de ces deux lésions, et ce n'est qu'après avoir rejeté toutes les autres explications comme insuffisantes ou en désaccord avec l'observation directe, que l'on pourrait légitimement conclure à l'influence prépondérante de l'évolution fibreuse. Mais cette discussion, quelque nécessaire qu'elle nous paraisse, nous exposerait, à cette place, à rompre la suite de notre sujet et à en compromettre l'unité ; c'est pour cette raison qu'elle a été rejetée dans un chapitre spécial et sous forme de pièce justificative.

Sans nous préoccuper davantage, pour le moment, des autres théories qui seront exposées dans le dernier chapitre, nous ne nous occuperons, à cette place, que de l'emphysème qui accompagne le tissu fibreux dans le poumon des phtisiques. Nous démontrerons d'abord son existence par des observations anatomiques, nous étudierons ensuite les conditions et le mécanisme de sa production, et nous chercherons enfin quelle est l'influence que cet emphysème une fois produit a sur la marche de la tuberculose qui lui a donné naissance.

I

COINCIDENCE ANATOMIQUE DE L'EMPHYSÈME ET DE LA PHTISIE FIBREUSE

Depuis que notre attention a été définitivement attirée sur les relations de l'emphysème avec le tissu fibreux, l'occasion ne s'est pas présentée souvent à nous de faire des autopsies dans lesquelles cette coïncidence aurait pu être constatée, et nous avons dû en rechercher des cas dans des observations prises antérieurement. M. le Dr Raymond Tripier, notre chef de service, a bien voulu mettre à notre disposition ses recueils d'observations, et nous lui avons emprunté les observations qui vont suivre. On sait combien il est rare de trouver notés dans les observations des faits sur lesquels l'attention n'était pas spécialement attirée; mais, par une sorte de compensation, quand leur existence est signalée, ils acquièrent une importance plus grande par cela même que l'observateur n'était pas prévenu, et qu'il n'a été frappé que par des phénomènes d'une évidence manifeste.

Les observations qui nous ont été communiquées par M. Tripier, et que nous allons citer, n'ayant pas été prises au point de vue auquel nous nous sommes placé, les détails précis et les signes stéthoscopiques auraient peu d'intérêt. C'est pour cette raison que, dans le résumé de ces observations, nous n'avons retenu que le mode de début, la marche et la durée, accordant la plus grande place aux relations d'autopsie.

Observation I. — Curt, Jean, cultivateur, âgé de vingt-six ans, entre à l'hôpital de la Croix-Rousse, salle Saint-Pothin, n° 45, le 28 février 1868. — Mort le 2 juin 1870.

Début. — Le malade toussait déjà depuis quatre mois, et sans y attacher grande importance, il avait eu déjà trois ou quatre hémoptysies assez abondantes, lorsqu'il fut pris d'une affection aiguë, pour laquelle il ne donne que quelques détails : point de côté gauche; séjour au lit d'un mois; au bout de trois mois l'oppression diminue. Le malade, qui avait maigri, avait recouvré une partie de son embonpoint. Mais, depuis cette époque, il n'a pas cessé de tousser et d'expectorer. L'oppression, bien que diminuée en grande partie, reprenait avec intensité quand il faisait quelques efforts et l'empêchait de reprendre son travail.

(La date des accidents n'est pas mieux précisée dans l'observation ; cet oubli est d'autant plus regrettable que la marche paraît avoir été longue, puisqu'on trouve l'histoire de huit mois de maladie avant le retour des forces).

Au moment de l'entrée.—État général assez satisfaisant ; laryngite chronique, oppression forte, pleurésie gauche. Une ponction donne deux litres et demi de liquide citrin. — Hémoptysies abondantes. — Cavernes au sommet gauche.

Le malade, sorti le 23 mai, rentre le 22 juin avec de nouvelles hémoptysies toujours abondantes. On constate des bruits cavitaires au sommet gauche.

Le malade rentre à l'hôpital le 23 février 1869. Dilatation du côté gauche du thorax, bruit d'airain. — Thoracentèse : trois litres de pus s'écoulent en 1 heure et demie le 23 mai.—Nouvelle ponction de deux litres le 3 juin : empyème, injections iodées.— Le malade meurt le 2 juin 1870, par le progrès de l'émaciation due à son pneumothorax.

Durée totale. — Trois ans au moins et probablement davantage, le début exact ayant été mal précisé.

Autopsie. — A gauche : pneumothorax et ulcération des deuxième et troisième vertèbres dorsales ; le poumon est comprimé, il présente çà et là des cavernes avec matières caséuses et crétacées. Ce tissu est privé d'air et ne surnage pas, il existe autour des cavernes de la pneumonie interstitielle et le tissu pulmonaire a presque complètement disparu. — Le poumon droit est très emphysémateux : il présente dans le lobe supérieur un assez grand nombre de petites cavernes qui sont accompagnées de pneumonie interstitielle ; ces lésions n'existent pas à la base, où l'on ne ne trouve que de la congestion et de l'emphysème.

Cœur : situé à droite du sternum. Tous les orifices sont sains.

Reins : néphrite parenchymateuse des deux côtés et de plus, à droite, pyélite, etc.

Obs. II. — François Mallin, âgé de quarante-huit ans, menuisier, entre à l'hôpital de la Croix-Rousse, salle Saint-Pothin, n° 7, le 30 septembre 1868.

Début. — Pas d'antécédents héréditaires. — Deux enfants bien portants. — Cet homme prétend qu'il est oppressé depuis l'âge de quinze ans, de telle sorte que souvent, pendant les hivers, il était obligé de cesser son travail. Depuis vingt-cinq ans il crache du sang, tousse souvent, expectore abondamment. Depuis deux ans il prétend être beaucoup plus malade ; chagrins. Il lui est arrivé plusieurs fois de cracher du sang pendant plusieurs jours consécutivement. Amaigrissement considérable depuis six mois.

Oppression énorme, cyanose de la face, développement des veines sous-cutanées, pas d'œdème. — Mort le 29 juillet 1869.

Autopsie. — En ouvrant la poitrine, on est frappé du volume extraordinaire des poumons qui cachent complètement le cœur.

Ils sont emphysémateux au plus haut degré et offrent partout une coloration blanche, grisâtre et une surface irrégulière, par suite de la présence de tumeurs plus ou moins volumineuses, remplies d'air. Les cavités emphysémateuses de volume très variable se rencontrent au sommet, au niveau du bord antérieur des deux côtés, ainsi que vers les autres bords.— Au milieu du bord supérieur droit, noyau caséeux enkysté. On trouve des points où le tissu conjonctif forme des traînées assez larges qui emprisonnent le tissu pulmonaire situé entre elles.

Le cœur droit est dilaté et plus particulièrement l'oreillette. L'orifice tricuspide est suffisant.

Obs. III. — Obermeyer, tourneur sur bois, âgé de soixante-quatre ans, entre à l'hôpital de la Croix-Rousse, salle Saint-Pothin, n° 53, le 9 février 1869. — Mort le 18 février. (Mort subite).

Début. — Cet homme tousse depuis plusieurs années ; il y a trois semaines, il fut pris de phénomènes aigus et d'une oppression très vive.

Autopsie. Les poumons sont emphysémateux sur le bord antérieur surtout. Adhérences des deux côtés, celles de gauche plus difficiles à rompre. Il existe à la base de ce côté, en connexion avec les côtes, un épaississement d'aspect cartilagineux dans une étendue de 5 à 6 centim. et une épaisseur de 2.

Les sommets présentent à la coupe des traînées de tissu conjonctif d'aspect cicatriciel, au milieu desquelles se trouvent de petites nodosités qui, incisées, montrent de la matière caséeuse parfaitement enkystée. Ces phénomènes étaient plus marqués à gauche; autour de ces points se trouvait de la pneumonie interstitielle.— Dans les lobes supérieurs des poumons, les petites bronchioles sont dilatées, les parois sont épaisses et se terminent parfois en cul-de-sac au niveau des altérations signalées plus haut.

Cœur : assez volumineux, sans altérations.

Obs. IV. — Perchuik, tisseur, âgé de cinquante-cinq ans, entre à l'hôpital de la Croix-Rousse, salle Saint-Pothin, n° 50, le 27 août 1869. — Mort le 9 septembre 1869.

Début. — Le père est mort âgé ; la mère, un frère et des sœurs morts jeunes. Cet homme avait reçu, en 1834, dans la poitrine, une balle qui a frappé dans le deuxième espace intercostal en avant, en érodant la troisième côte, a traversé de part en part et est ressortie au niveau de l'angle postérieur de la huitième côte.

Depuis cinq ou six ans, toux et oppression. Il y a cinq ou six mois, hémoptysies légères pendant deux jours. — Aggravation depuis quinze jours. — Pas de diarrhée.

Autopsie. — Le poumon gauche présente une traînée de tissu fibreux qui le traverse en droite ligne, en respectant les gros vaisseaux situés sur son passage. Elle s'étend du bord supérieur de la 3e côte en avant, à la 8e en arrière. Les deux poumons sont volumineux et emphysémateux au sommet et surtout aux bords antérieurs. Au sommet gauche, un noyau cicatriciel et deux petites cavernes ; à droite, deux petites cavernes remplies de matière crayeuse d'où partent des tractus fibreux qui s'irradient tout autour d'elles dans un tissu pulmonaire plus dense. Dans les portions les plus emphysémateuses, le tissu pulmonaire prend un aspect aréolaire. Cœur normal.

Obs. V. — Jean Audin, tisseur, âgé de quarante-deux ans, entre à l'hôpital de la Croix-Rousse, salle Saint-Pothin, n° 20, le 29 septembre 1868 ; — mort le 23 juillet 1869.

Début. — Absolument rien du côté de l'hérédité, deux enfants bien portants. Cet homme tousse depuis deux ans et il a eu des hémoptysies très abondantes pendant six mois.

Depuis un an gibbosité lombaire et troubles de la marche. — Oppression habituelle. — Durée totale : trois ans.

Autopsie. — Une adhérence pleurale s'étend du sommet du poumon gauche à la plèvre pariétale au niveau de la première portion du tronc brachio-céphalique veineux. Ce cordon a 0,02 de longueur et a produit une dilatation du tronc veineux qui se traduisait pendant la vie par un bruit de souffle continu avec renforcement systolique au niveau de l'articulation sterno-claviculaire gauche.

Les poumons sont très emphysémateux. Il existe au sommet gauche trois cavernes ; à droite deux petites cavernes seulement. Ces cavernes contiennent un liquide puriforme assez épais ; autour d'elles on remarque des tractus de tissu conjonctif nombreux. Dans les autres portions le tissu pulmonaire est blanc, rosé, cotonneux, avec des dilatations dans les points les plus emphysémateux, et il présente une grande quantité de petits noyaux grisâtres, de la grosseur d'un grain de chènevis, isolés ou réunis par groupes de trois ou quatre.

Mal de Pott. — L'état du cœur n'est pas noté.

Obs. VI. — Benoît Martin, tisseur, âgé de cinquante-six ans, entre à l'Hôtel-Dieu, salle Saint-Charles, n° 55, le 5 novembre 1871. — Mort le 5 février 1872.

Début. — Depuis cinq à six ans, ce malade tousse pendant la durée de chaque hiver; oppression habituelle, pas d'hémoptysies, ni sueurs ni diarrhée, œdème des membres inférieurs.

Autopsie. — Adhérences pleurales nombreuses. Poumon : emphysème sur les bords et à la base, congestion et œdème des parties déclives, au sommet gauche cicatrices anciennes; les petites bronches sont manifestement dilatées du côté droit; on remarque autour d'elles le tissu pulmonaire sclérosé. Nulle part de granulations miliaires. L'état du cœur n'est pas noté.

Obs. VII. — Louis Lerinck, tailleur de pierres, âgé de quarante-cinq ans, entre à l'Hôtel-Dieu, salle Saint-Charles, n° 95, le 27 décembre 1871. — Mort le 11 avril 1872.

Début. — Pas d'hérédité, ni alcoolisme ni syphilis; mais ce malade travaille dehors et s'est souvent exposé aux intempéries. Rhumatisme articulaire aigu, il y a six ans. En janvier 1870, un gros rhume *a frigore* et depuis ce moment, persistance d'une toux quinteuse et de l'oppression qu'elle occasionne avec exacerbation pendant les hivers, et obligation pour le malade de cesser son travail pendant plusieurs jours, à différentes reprises. Aggravation depuis quinze jours. Les signes stéthoscopiques existaient presque exclusivement à la base.

Autopsie. — Les plèvres sont épaissies; adhérences nombreuses. Poumon : les deux lobes supérieurs de chaque côté présentent à la coupe un tissu dur, fibreux, criant sous le scalpel. Ce tissu circonscrit quelques noyaux caséeux peu abondants; il est criblé de petites granulations miliaires. Dans les deux lobes inférieurs de chaque côté, on trouve du tissu fibreux sclérosé circonscrivant des noyaux de pneumonie chronique à divers degrés d'évolution. Nombreuses granulations miliaires grises, quelques-unes déjà caséeuses. En avant et sur les bords, emphysème; sur quelques points, on constate une dilatation manifeste des petites bronches.

Cœur : dilatation du cœur droit, surtout du ventricule, dont les parois sont en outre épaissies. Orifices sains.

Obs. VIII. — François Monnet, marchand de poissons, âgé de cinquante-huit ans, entre à l'Hôtel-Dieu, salle Saint-Charles, n° 91, le 25 avril 1872. — Mort le 10 juillet.

Début. — Depuis plusieurs années, le malade a l'habitude de s'enrhumer dans le courant de l'hiver. Il y a trois semaines redoublement de la toux et de l'oppression ; apparition de la fièvre.

Autopsie. — A gauche, quelques adhérences pleurales celluleuses ; à droite, symphyse complète, sauf à la base où il existe une grande quantité de pseudo-membranes fibrineuses de récente formation. Les poumons sont œdémateux et congestionnés ; à gauche, le bord antérieur est emphysémateux. Au sommet droit, plusieurs petites cavernes ; sclérose du poumon autour des lésions. Cœur : surcharge graisseuse.

Obs. IX. — Léon Sonne, maçon, âgé de cinquante-trois ans, entre à l'Hôtel-Dieu, salle Saint-Charles, n° 96, le 3 novembre 1872. — Mort le 21.

Début. — Pleurésie en 1840. Depuis trois ans, le malade ne pouvait plus se livrer à son travail sans être oppressé ; depuis lors la gêne respiratoire a été toujours en augmentant. Depuis quinze jours œdème des membres inférieurs. Battements épigastriques, bruit de souffle systolique à la pointe.

Autopsie. — Emphysème au niveau des bords antérieurs. Toutes les autres parties sont fixées par des adhérences pleurales solides. Ganglions bronchiques caséeux.

Cœur : hypertrophie du ventricule droit et *insuffisance tricuspide.*

Obs. X. — Benoît Puillot, garçon de salle, âgé de trente-cinq ans, entre à l'Hôtel-Dieu, salle Saint-Charles, n° 47, le 8 février 1873. — Mort le 22 mars.

Début. — Pas d'antécédents. Le malade a commencé à tousser sur la fin de la campagne de la Loire ; depuis lors, l'oppression a persisté.

Autopsie. — Adhérences pleurales. Au sommet du poumon droit, caverne ancienne d'un volume d'une petite noix renfermant des produits caséeux, et entourée par une zone de tissu sclérosé de 3 à 4 centimètres d'épaisseur. Des produits en voie de caséification infiltrent les deux poumons. A première vue, les poumons paraissent simplement emphysémateux, mais en pressant le tissu entre les doigts on trouve des portions indurées. Le cœur est un peu distendu, sans lésions.

Obs. XI. — Jean Bayet, tisseur, âgé de soixante-huit ans, entre à l'Hôtel-Dieu, salle Saint-Charles, n° 100, le 25 juin 1873. — Mort le 29.

Début. — Pas de maladie grave antérieure. Depuis six ans, oppression considérable ; depuis deux ans il a été obligé d'interrompre son travail plusieurs fois ; œdème des membres inférieurs.

Autopsie. — Poumons volumineux, emphysémateux. Chaque sommet présente un aspect bosselé et offre une induration très marquée de la grosseur d'une orange. Adhérences pleurales intimes au sommet. Les deux poumons sont le siège d'une congestion œdémateuse très prononcée, et les parties indurées présentent de la sclérose ressemblant à du caoutchouc mâché, au milieu de laquelle on trouve de chaque côté une petite caverne. Nombreux dépôts calcaires de la grosseur d'une tête d'épingle, disséminés dans la substance sclérosée. Vers les bords antérieurs de chaque côté, nombreux points d'emphysème.

Cœur volumineux ; les parois ne sont pas augmentées de volume, toutes les cavités sont dilatées, la dilatation porte surtout sur le ventricule droit. *Insuffisance tricuspide.*

Obs. XII. — Vincent Sablonnier, âgé de cinquante-deux ans, entre à l'Hôtel-Dieu, salle Saint-Charles, n° 92, le 16 septembre 1876. — Mort le 22 novembre.

Phtisie pulmonaire à marche lente avec signes pulmonaires peu accentués, mais datant de longtemps. Depuis quatre mois, diarrhée et prédominance des lésions intestinales.

Autopsie. — Relation incomplète. On trouve noté : la nature des lésions ne laisse aucun doute et ne permet pas de croire à une lésion primitive de l'intestin avec phtisie secondaire.

Obs. XIII. — Marie Magenet, âgée de quatre-vingt-un ans,

entre à l'Hôtel-Dieu, salles des 4es femmes, n° 150, le 17 janvier 1879. — Morte le 7 février.

Début. — Pas de renseignements sur l'hérédité. La malade maigrit depuis cinq à six ans, mais surtout depuis cette dernière année. La toux et l'oppression ont augmenté depuis deux mois.

Autopsie. — Les deux poumons sont emphysémateux. — Adhérences nulles. — Quantité de liquide minime. A la base du droit on trouve une granulation crétacée unique. Vers le milieu du gauche existe une dépression qui correspond à une cicatrice étoilée. Aux deux sommets, on note des cicatrices, et si on fait une coupe, on voit partir de ces cicatrices des travées d'un tissu ayant l'aspect du caoutchouc.

Cœur : le cœur gauche a un volume sensiblement normal. — Cœur droit dilaté. — Plaques laiteuses.

Obs. XIV. — Cette observation est tirée de la thèse de M. Hirtz :

Homme de quarante-deux ans, serrurier, entre au mois de mai 1877, dans le service de M. Désormeaux.

Pas d'antécédents héréditaires. — Asthme depuis un certain nombre d'années, hémoptysies très légères il y a deux ans. Il a toujours continué son travail et n'a jamais suivi de traitement. — Dyspnée très accusée. — Depuis un mois, troubles urinaires.

Autopsie. — La surface des deux poumons présentait, disséminés, des îlots blanchâtres de dilatations lobulaires donnant à la surface des poumons un aspect irrégulier. L'oreillette et le ventricule droit étaient manifestement dilatés.

On ne trouve pas notées de productions fibreuses, mais la marche de la maladie peut y faire penser. Si nous donnons ici cette observation, c'est parce que c'est la seule, avec autopsie, qui ait servi à M. Hirtz à affirmer l'emphysème chronique généralisé de la phtisie latente.

Pour établir la coïncidence anatomique de l'emphysème et des produits scléreux, nous n'avons accepté que des observations avec autopsie, mais on aurait pu y joindre un nombre considérable de cas dans lesquels la coexistence avait été constatée pendant la vie et qui présentaient la ressemblance clinique la plus grande avec les cas accompagnés de vérification anatomique. Mais le fait nous paraît suffisamment démontré pour qu'il soit inutile d'insister davantage.

Il faut rappeler encore que tout le monde a observé l'emphysème qui accompagne, au sommet du poumon, les cicatrices d'une phtisie arrêtée dans son développement.

Dans tous ces cas il semble que l'emphysème s'est produit pendant les premières périodes de la maladie, tandis que les accidents qui ont amené la mort sont dus à des poussées nouvelles de l'affection, revêtant le type ordinaire.

Chez l'enfant les formes fibreuses sont plus rares que chez l'adulte. M. Perroud a bien voulu nous communiquer les résultats de son expérience, les renseignements qu'il nous a donnés sont d'autant plus précieux que l'on connaît la compétence toute spéciale du chef de service de la Charité sur toutes les questions qui se rattachent à la tuberculose. Non seulement les formes fibreuses sont plus rares, mais elles ne s'accompagnent pas habituellement d'emphysème. Nous en avons trouvé deux cas dans les observations de M. Perroud, mais elles ne nous ont pas paru présenter un intérêt suffisant pour être consignées à cette place.

Dans les observations qui précèdent, le siège exact de l'emphysème est mal précisé. On ne pourrait faire un étude complète de sa disposition que sur des autopsies pratiquées dans ce but et alors que l'attention serait spécialement attirée sur ce point. On peut cependant en conclure que l'emphysème chronique accompagne toujours à l'autopsie les formes fibreuses de la phtisie. — On peut aller plus loin. Cet emphysème chronique revêt deux formes spéciales :

1° Il existe en plus ou moins grande quantité dans le voisinage immédiat des lésions : il forme une sorte de couronne aux granulations fibreuses ; les alvéoles les plus voisins prennent parfois un développement énorme. Cet emphysème existe dans une plus ou moins grande étendue, tantôt exclusivement sur un point, au sommet, au voisinage de cicatrices anciennes, tantôt il est disséminé dans tout un poumon, mais il conserve toujours son caractère de subordination aux lésions, il se présente sous forme de plaques multiples, interposées entre les portions indurées.

2° L'emphysème existe aux points d'élection, à distance, sur les ords antérieurs, à la périphérie de la base.

II

MÉCANISME DE LA PRODUCTION DE L'EMPHYSÈME LIÉ A LA PHTISIE FIBREUSE

L'emphysème accompagne habituellement la phtisie fibreuse, c'est là un fait indiscutable, basé sur des observations anatomiques précises ; mais on est aussitôt amené à se demander quel est le phénomène qui a précédé et produit l'autre : la tuberculose est-elle survenue chex un sujet emphysémateux et a-t-elle pris une marche fibreuse en se développant sur ce terrain, ou bien au contraire est-ce l'évolution fibreuse qui est primitive et qui a entraîné à sa suite la dilatation alvéolaire ?

Nous ne nous attarderons pas longtemps à résoudre cette difficulté sur laquelle nous reviendrons dans notre dernier chapitre ; nous n'avons pas à rechercher ici si la tuberculose est plus ou moins fréquente chez les emphysémateux, si elle revêt une marche spéciale quand elle les atteint, il nous suffit de constater que les tubercules pulmonaires, tout le monde l'admet aujourd'hui, s'accompagnent parfois de dilatations de l'extrémité terminale des bronches, et qu'ils peuvent en déterminer la production sur un poumon qui en était indemne avant leur apparition. On peut contester avec M. Dechambre [1] la légitimité de l'expression emphysème appliquée à cette dilatation alvéolaire, mais cette dilatation elle-même ne peut être niée. Dans ces cas d'emphysème dans les phtisies fibreuses, ce qui existe c'est l'emphysème lésion élementaire locale, ce que nous pourrions appeler l'emphysème anatomique et qui n'a d'autre rapport avec l'emphysème élevé au rang de type clinique que l'aspect extérieur du poumon ; mais cet emphysème est bien secondaire, consécutif aux lésions tuberculeuses, et c'est dans cet ordre d'idées que nous allons en étudier le mécanisme.

Pour rendre compte de la production de l'emphysème chez les tuberculeux, un certain nombre d'explications ont été mises en avant ; elles se ramènent toutes à des causes d'ordre mécanique, mais pour la plupart elles ne font pas intervenir la nature des lésions anatomiques,

[1] Dechambre, *Gaz. hebdom.*, 1855, p. 158.

elles s'appliquent également à tous les cas de tuberculose et par là même elles n'ont aucune valeur pour expliquer l'emphysème lié à la sclérose du poumon. Nous aurons, plus tard, à les exposer et à faire ressortir leur insuffisance; pour le moment, nous nous limiterons à l'étude des explications applicables aux phtisies fibreuses, c'est-à-dire aux seuls cas dans lesquels l'emphysème est observé à titre de fait habituel.

Les lésions locales peuvent, dans certains cas, produire par elles-mêmes l'emphysème, sans qu'il soit besoin de faire intervenir l'action de l'air intra pulmonaire, mais le plus ordinairement elles agissent par la perturbation qu'elles apportent dans le fonctionnement des puissances respiratoires. Dans certains cas, l'évolution même de la lésion explique la dilatation, l'élargissement des alvéoles; mais la pression de l'air sur la paroi alvéolaire joue également un rôle important; toujours elle doit être une cause adjuvante, et souvent elle est la seule cause réelle et saisissable. On comprendra mieux par la suite les motifs de cette distinction.

Nous avons vu par les considérations qui résultaient de nos observations anatomiques, que l'emphysème lié à la phtisie fibreuse pouvait se présenter sous deux aspects différents ; tantôt il s'agit de plaques multiples d'emphysème, en apparence irrégulièrement disposées, mais qui ont pour caractère constant d'être situées dans le voisinage immédiat des noyaux fibreux, soit autour d'eux, soit dans les bandes de parenchyme sain qui séparent deux noyaux voisins ; tantôt, au contraire, l'emphysème existe dans des points éloignés, dans les régions où l'ampliation thoracique a conservé toute son étendue, sur les bords antérieurs et les bases, par exemple. A ces deux modes de distribution de l'emphysème, correspondent deux interprétations pathogéniques différentes, mais qui combinent toujours leur action pour se prêter un mutuel appui.

L'emphysème situé au voisinage des lésions ou dans leurs intervalles, s'observe alors que les granulations tuberculeuses sont discrètes, quand il n'existe que quelques cicatrices dans les sommets, ou quand le poumon est semé de grappes de nodules largement séparées les unes des autres, et que les zones de pneumonie interstitielle ambiante ne se rejoignent pas, de façon à laisser entre ces systèmes isolés des bandes de poumon sain, ou affecté seulement de congestion légère. Dans ces cas, les nodules tuberculeux et leur atmosphère fibreuse forment de petits points de cicatrice, répandus souvent en grand nombre dans tout un lobe ou dans tout un poumon. Chacun devient un centre de rétraction ; lorsque le poumon est retenu par des adhérences, cette rétraction ne se fait pas sentir à distance, et dès lors elle porte sur un petit nombre d'alvéoles seulement ; ceux-ci, tirés en deux sens opposés, doivent se dilater pour combler le vide, comme le ferait un système caverneux formé d'un tissu élastique et placé entre deux centres de traction. L'alvéole subit quelquefois alors une distension énorme, quand les nœuds cicatriciels sont très rapprochés ou très rétractés. Tel est le mécanisme de la production de points emphysémateux autour des cicatrices de tubercules guéris; tel est aussi le mode suivant lequel les bandes de tissu pulmonaire interposées entre les granulations fibreuses sont profondément et mécaniquement modifiées.

On comprend que, dans ces conditions, toutes les causes qui auront pour résultat de fixer certaines parties du poumon, de localiser l'effet de la traction, comme, par exemple, les adhérences pleurales, auront aussi leur part dans la production de cet emphysème. De plus, cette rétraction même qui détermine l'emphysème, en agissant sur les alvéoles, pourra tout aussi bien agir sur les bronches ; c'est ce qui explique que les bronchectasies des tuberculeux, décrites par Grancher, et dont nous avons déjà parlé, existent précisément de préférence quand cet emphysème existe aussi ; ces deux lésions sont de même ordre au point de vue théorique, et c'est pourquoi elles se retrouvent ensemble chez les mêmes malades.

L'emphysème à distance, développé au niveau de ces régions qu'on pourrait appeler le lieu d'élection, s'observe dans des cas différents : il existe, avec les tuberculoses à forme pneumonique, quand cette forme pneumonique présente la tendance à la transformation fibreuse soit d'emblée, soit progressive, des produits néoplasiques tuberculeux nodulaires ou intercalaires. En effet, lobaire ou disposée en nappe importante, cette forme conduit à la sclérose tuberculeuse lobaire ou localisée du poumon intéressé. L'organe est détruit, transformé en une masse de tissu fibreux, et cette lésion atrophique détermine dans les parties saines éloignées un emphysème compensateur.

Mais ici ce n'est plus la rétraction opérée sur le parenchyme par les nœuds de cicatrice qui suffit à expliquer la dilatation à distance. Il faut s'adresser au mode de distribution de l'air, il faut en chercher la cause dans les modifications de l'acte respiratoire. Cependant, comme nous l'avons dit en commençant, ces deux modes pathogéniques n'existent jamais seuls, ils se prêtent un mutuel appui : dans le premier cas, la rétraction, pour être prépondérante, n'a pas moins besoin dans une certaine mesure de l'influence respiratoire, et dans le second cas celle-ci acquiert le rôle principal, mais elle exige, pour se produire, l'existence d'une lésion atrophique.

Cela posé, la seconde partie de la question reste encore à élucider : comment la lésion scléreuse lobaire, plus ou moins diffuse, peut-elle engendrer l'emphysème compensateur ?

Et tout d'abord, puisqu'il s'agit d'*emphysème compensateur*, que faut-il entendre par là et quelle signification faut-il attacher à cette idée de compensation ?

C'est Andral[1], le premier qui a créé en quelque sorte cette théorie ; à propos de l'emphysème chez les tuberculeux, il s'exprime ainsi :

« La dilatation des vésicules dans la tuberculose pulmonaire lui permet de recevoir dans un temps donné, une plus grande quantité d'air que dans l'état normal. De là résulte l'établissement d'une sorte de respiration supplémentaire, qui peut faire comprendre comment, chez beaucoup de phtisiques, dont un grand nombre de vésicules sont refoulées, comprimées, atélectasiées, envahies par les tubercules, la dyspnée est cependant peu considérable : merveilleuse compensation dont l'économie, soit en santé, soit en maladie, nous offre d'autres exemples. Ainsi s'agrandissent et se dilatent les artérioles d'un membre, lorsque l'artère principale ne peut plus être traversée par le sang. Ainsi lorsque, atrophié et désor-

1 Andral, *Clinique médicale*, 2e éd., t. II, p. 63.

ganisé, l'un des reins devient inhabile à sécréter l'urine, on voit souvent son congénère atteindre un volume insolite. »

Ainsi présentée, la théorie de l'emphysème compensateur ne peut pas être soutenue. Elle ne doit être admise que si elle peut s'établir sur des données mécaniques et positives ; elle doit quitter le domaine des hypothèses et de la philosophie pour ne s'appuyer que sur les faits anatomiques. L'idée de la compensation, telle que la définit Andral, devait mener directement aux lésions providentielles, et Beau n'a pas tardé à trouver le mot. Il est singulier de voir intervenir ainsi dans la pathologie des idées théoriques et abstraites qui ont la prétention de passer pour une explication.

Quand une lésion se produit quelque part dans les tissus de l'économie, l'organisme réagit suivant des lois toujours contingentes et matérielles, et on ne saurait se contenter de substituer à leur action une cause finale providentielle. Les lésions secondaires qui se produisent alors n'ont pas toujours un caractère favorable, et quand nous aurons à rechercher l'influence que l'emphysème secondaire a sur la marche de la maladie qui lui a donné naissance, nous verrons ce qu'il faut penser de son rôle réparateur. Pour le moment, nous n'avons signalé cette manière de voir que comme un écueil dangereux, parce qu'elle conduit à se payer de mots et parce qu'elle entraîne avec elle une signification générale qui n'est plus de mise dans l'état actuel de la science.

L'emphysème que peut engendrer la lésion scléreuse lobaire est sous la dépendance directe de cette lésion, il se produit par une sorte de compensation, mais cette compensation est d'ordre purement physique et aussi indépendante de son résultat que des conceptions générales de l'organisme.

La lésion locale intervient par la perturbation qu'elle apporte dans le fonctionnement des organes respiratoires ; mais deux actes divers sont en présence dans la respiration ; tous les deux peuvent être accusés du mal et on n'y a pas manqué : la théorie de l'*expiration* a eu ses partisans tout comme la théorie de l'*inspiration*. Cette question sera exposée dans notre dernier chapitre, et nous nous contenterons, à cette place, de retracer en quelques mots les phases qu'elle a traversées, et d'admettre les conclusions qui seront justifiées plus tard.

Laennec, en créant l'emphysème, en donne la première explication, et il est assez singulier de voir que tandis que les efforts expiratoires de toux et d'expectoration sont plus facilement perçus et observés que les efforts d'inspiration, le génie de Laennec va au delà de cette première impression, et il accorde dès le début le rôle prédominant à l'inspiration. Après lui, Andral, Gairdner et Gallard changent le détail du mécanisme, mais ils restent fidèles à la théorie inspiratoire. Ce n'est qu'en 1857 que la théorie de l'expiration vient la détrôner; édifiée par Jenner, Mendelssohn, plus tard, défendue par Waters et Jaccoud, elle semble avoir gagné aujourd'hui une majorité considérable de partisans. M. Hirtz, dans sa thèse inaugurale, après une étude aussi intéressante que précise, se rallie de nouveau à la théorie inspiratoire, en s'appuyant sur des expériences concluantes que nous développerons par la suite. Là comme pour l'unité, comme pour bien d'autres questions secondaires, les contradicteurs de Laennec paraissent avoir été mal inspirés, et les données premières de l'inventeur sont près de triompher de nouveau.

Avec les premiers observateurs, avec M. Hirtz, nous admettons que « chez les tuberculeux plus spécialement, tout concourt à faire de l'acte inspirateur la cause déterminante de l'emphysème. » De plus, M. Hirtz a constaté expérimentalement par des mensurations pneumométriques rigoureuses, l'existence d'inspirations exagérées chez les tuberculeux qui deviennent emphysémateux. Mais l'auteur s'arrête à cette constatation, il ne cherche pas à tirer de cette donnée féconde la distinction des cas où existe l'emphysème et ceux dans lesquels il doit faire habituellement défaut.

Que l'inspiration ou l'expiration jouent le rôle prédominant dans le mécanisme de la production de l'emphysème chez les tuberculeux, ce n'est pas là, comme on pourrait le croire au premier abord, une simple question de théorie ; l'interprétation pathogénique conduit à des conséquences cliniques que Laennec paraît avoir entrevues ; malgré l'inexactitude de son explication anatomique par le bouchon muqueux, Laennec, en somme, attribue la dilatation de l'alvéole à une force continue, persistante ; il tient peu compte de la pression brusque et courte de l'expiration, il attribue plus d'importance à la gêne longtemps prolongée de la respiration ; là, en effet, est toute la différence clinique des deux théories : pour les uns l'accès de toux, pour les autres la dyspnée, jouent le rôle principal. Or les accès de toux existent chez tous les tuberculeux, tandis que la dyspnée fait ordinairement défaut et ne se montre avec une intensité spéciale que dans certaines formes ; cette remarque suffit à nous rendre compte de l'apparition inconstante de l'emphysème; l'observation directe nous apprend d'ailleurs que c'est dans les formes dyspnéiques continues de la tuberculose, qu'il y ait ou non des quintes de toux, que la dilatation alvéolaire se produit le plus constamment.

C'est donc par la gène longtemps prolongée de la respiration, par les efforts d'inspiration, par la *dypsnée,* que la lésion scléreuse arrive à produire l'emphysème. Mais comment cette lésion peut-elle engendrer la dyspnée, comment cette dyspnée peut-elle à son tour produire l'emphysème? c'est ce que nous allons maintenant essayer de faire comprendre.

Dans une lettre adressée à M. Dechambre, et publiée dans la *Gazette hebdomadaire,* en 1855, Gairdner fait un exposé fort clair et fort complet d'une théorie qui s'applique parfaitement aux cas que nous étudions, et nous allons essayer de démontrer qu'elle doit être adoptée dans ses traits généraux.

La théorie de M. Gaidner prend pour point de départ la nécessité qui incombe au poumon de remplir exactement la cavité pleurale. Le poumon doit tendre toujours vers le maximum de l'état sain ; dans l'hypothèse d'une pleine dilatation du poumon, les parties saines devront se dilater également dans toutes les directions ; deux conditions qui ne se réalisent jamais dans le poumon atrophié, mais qui cependant, en tendant à se réaliser, donnent naissance à la dilatation morbide des vésicules. Mais il ne suffit pas que la suppression d'une partie du poumon vienne diminuer le nombre des vésicules qui se dilatent, peu importe quelle est la quantité d'air qui est ainsi exclue du poumon, il s'agit de considérer quelle différence existe entre le volume du poumon dégénéré, et celui qu'il atteindrait, s'il était sain, en état d'inspiration ; et c'est cette différence seule qui doit être comblée par le développement compensateur des parties saines. Que la quantité totale d'air inspiré soit plus ou moins grande, peu importe, mais il est nécessaire qu'il en pénètre assez pour que la cavité pleurale soit remplie par le poumon dilaté.

Toutes les lésions anatomiques ne sont pas également aptes à produire ce résultat, et M. Gairdner fait intervenir un élément nouveau, la nature des lésions, qui sera fécond en conséquences. S'agit-il, par exemple, des lésions qui solidifient le parenchyme pulmonaire en augmentant son volume ou du moins sans le diminuer ? la différence est faible qui séparera ce parenchyme induré de l'expansion qu'il aurait en état d'inspiration; les vésicules saines n'auront que peu à se dilater pour combler le vide, et alors peu ou point d'emphysème. Si, au contraire, la lésion diminue le volume du parenchyme et que d'autres causes ne viennent pas entraver le jeu des forces inspiratoires, l'emphysème est créé. Aussi Gairdner déclare que l'emphysème pulmonaire accompagne, dans la plupart des cas, des lésions atrophiques évidentes ; s'il accompagne la bronchite avec occlusion des petites bronches (Laennec), c'est parce que cette occlusion entraîne l'atélectasie des lobules correspondants, et que dèslors cette condition morbide du poumon, jouant le rôle de lésion atrophique, produit l'emphysème à côté d'elle.

M. Gairdner oublie d'ajouter qu'il faut encore pour produire cet emphysème des inspirations plus amples qu'à l'état normal ; l'inspiration forcée augmente encore le vide qui doit être comblé, et d'autre part pour dilater l'alvéole, pour en surmonter la résistance, l'air inspiré aura besoin d'une pression élevée, et c'est l'inspiration exagérée qui la lui donnera. Puis l'alvéole soumis ainsi à une dilatation exagérée, fréquemment renouvelée, perd son élasticité et peu à peu l'ectasie se constitue à l'état permanent. Ainsi dyspnée, inspirations forcées et au bout de tout cela emphysème, telle est la conclusion que M. Gairdner néglige de tirer de sa théorie, mais qu'il est facile d'en dégager. Le premier anneau de cette chaîne c'est la lésion atrophique; il faut reconnaître cependant que cette lésion atrophique n'est peut-être pas absolument indispensable, il faut la considérer seulement comme un fait d'une haute importance ; l'inspiration exagérée, le fait est possible, peut exister en dehors d'elle et produire néanmoins l'emphysème ; mais à coup sûr quand elle intervient, celui-ci est très probable. Gairdner va jusqu'à déclarer que l'emphysème n'accompagne aucune autre lésion matérielle ou organique du poumon que ces lésions atrophiques ! Cette affirmation peut être acceptée comme l'expression de ce que l'on observe dans la grande majorité des cas chez les tuberculeux, mais chez eux seulement, car pour l'emphysème primitif de cause générale, la pathogénie paraît se rapporter plutôt à des causes nutritives.

Il suffit de comparer nos observations avec les relations d'autopsies qui les accompagnent pour reconnaître que les phtisiques qui sont emphysémateux sont toujours dyspnéiques, et nous avons déjà établi les rapports qui unissent l'emphysème aux lésions scléreuses, qui sont toujours des lésions atrophiques.

On peut se demander pourquoi la dyspnée, qui accompagne toujours les formes fibreuses de la tuberculose, manque presque toujours dans les formes ulcéreuses vulgaires, malgré la diminution souvent plus considérable du champ de l'hématose.

Deux raisons peuvent être données, mais sans qu'on puisse y voir autre chose que des hypothèses. On peut penser que dans les formes ulcéreuses l'atrophie générale des organes, qui est le résultat de l'intensité de la diathèse, diminue le besoin d'oxygénation, tandis que dans les formes fibreuses, la santé générale étant moins altérée, l'organisme paraissant moins imprégné par la diathèse, si l'on peut ainsi parler, le besoin d'oxygénation persiste, et la diminution du champ de l'hématose est plus vivement sentie et entraîne avec elle les efforts d'inspiration. Dans le premier cas il semble que le besoin des malades est de respirer fréquemment plutôt que profondément.

On peut penser encore que la dyspnée, et surtout les efforts d'inspiration, sont moins en rapport avec le besoin réel d'oxygénation qu'avec les difficultés de l'ampliation pulmonaire ; dans cet ordre d'idées, la dyspnée ne serait pas tant due à une hématose imparfaite qu'à l'effort nécessaire pour amener le poumon atrophié à remplir la cavité pleurale ; on comprendrait dès lors aussi bien que précédemment, que la dyspnée se rattachât de préférence aux formes fibreuses. Peut-être aussi ces deux motifs s'ajoutent et se partagent l'influence. Quoi qu'il en soit de cette interprétation, il ressort de cet exposé que l'emphysème chez les tuberculeux est le plus ordinairement lié à la production du tissu fibreux, aux formes scléreuses de la phtisie.

III

INFLUENCE DE L'EMPHYSÈME SUR LA MARCHE ULTÉRIEURE DES LÉSIONS TUBERCULEUSES

Les tubercules pulmonaires peuvent développer l'emphysème sur un poumon qui en était indemne avant leur apparition, nous en avons étudié le mécanisme et les conditions d'existence ; il faut se demander maintenant quels phénomènes vont résulter de la rencontre de ces deux lésions sur le même terrain, quels changements de marche ou d'évolution vont s'imprimer l'un à l'autre les deux processus.

Quand on passe en revue les diverses opinions qui ont été émises à cet égard, on a quelque peine à se guider au milieu de la confusion qui règne dans la plupart des descriptions. La réunion sur un même malade de l'emphysème et de la tuberculose ne se présente pas toujours avec les mêmes caractères. Tantôt c'est l'emphysème qui a précédé l'établissement des tubercules, tantôt au contraire il est consécutif à leur présence. Nous n'avons pas pour le moment, à faire le diagnostic clinique de ces deux cas, il nous suffit de savoir qu'ils peuvent se présenter pour comprendre qu'ils ne peuvent pas être assimilés, et qu'il est indispensable de les distinguer pour en dégager la signification. Cependant dans l'étude de cette question on a volontiers confondu ces deux termes, et on ne trouve guère que des considérations qui s'appliquent à l'ensemble de ces deux cas. M. Hirtz lui-même, qui formule cette distinction dans plusieurs passages de son travail, ne la précise nulle part, et quand il arrive à étudier l'influence de l'emphysème sur la marche de la phtisie, il esquive le parallèle à faire par ces mots : « Nous n'avons pas à discuter la priorité de l'emphysème ou de la tuberculose; le titre seul de notre travail indique que nous avons spécialement visé l'emphysème chronique concomitant ou consécutif aux premières manifestations de la tuberculose [1] ».

Les mêmes auteurs qui voient dans la coexistence de a tuberculose et de l'emphysème un fait exceptionnel, admettent l'influence favorable de ce dernier sur la marche des tubercules, tandis que ceux qui font de cette coexistence un fait habituel affirment à l'unisson que l'emphysème n'a aucune influence. Les premiers ont surtout pris en considération les formes constitutionnelles d'emphysème, qui sont toujours primitives, tandis que les autres n'avaient guère en vue que les dilatations alvéolaires mécaniques et secondaires, et c'est cette confusion originelle qui est sans doute la cause première de leurs divergences.

Pour se rendre un compte exact de cette question, il faudrait examiner successivement les deux cas que nous avons signalés ; mais l'étude de l'influence que peut avoir l'emphysème primitif sur le développement et la marche des tubercules, sortirait de notre cadre, et si nous en disons quelques mots avant d'aborder le seul cas qui doive nous occuper, c'est pour éviter toute confusion et pour mieux préciser le sens des développements dans lesquels nous aurons à entrer.

[1] Hirtz, *loc. cit.*, p. 59.

Les emphysémateux échappent ordinairement à la tuberculose, nous l'admettons, et quand elle les atteint, elle revêt une marche spéciale suffisamment connue et généralement admise. Il s'agit dans ces cas le plus souvent de phtisies séniles, leur marche est extrêmement lente. Outre cette lenteur d'évolution M. Guéneau de Mussy signale encore une sorte de balancement compensateur entre l'asthme et la tuberculose, par lequel les tubercules restent silencieux tant que les accès d'asthme gardent leur intensité, pour reprendre leur évolution dès que les accès leur cèdent la place. S'il est hors de doute que la phtisie des emphysémateux revêt une marche spéciale, on est plus embarrassé pour l'expliquer. Les raisons qui sont invoquées sont précisément celles qui seront exposées plus longuement au sujet de l'antagonisme entre ces deux lésions, et nous ne pouvons que renvoyer à ce chapitre. Toutefois il faut ajouter à cette occasion que la considération de l'état général n'est pas aussi nécessaire ici que pour expliquer l'antagonisme ; les causes locales, impuissantes à faire comprendre l'immunité, suffraient peut-être à rendre compte de la lenteur de la marche ; mais si l'on admet l'antagonisme diathésique dans un cas, il est bien naturel de lui accorder aussi dans l'autre cas une certaine influence.

L'emphysème secondaire n'est pas une lésion unique, toujours identique à elle-même, et pour en étudier l'influence, il est nécessaire d'en préciser les variétés ; aussi la solution ne peut être simple. Cependant jusqu'à M. Hirtz on n'avait pas cherché à établir de distinction entre les formes de cet emphysème secondaire ; il était donc tout naturel que l'on n'en fît pas davantage pour l'influence qu'il pouvait exercer. En effet, les auteurs se contentent d'admettre ou de nier en bloc cette influence. C'est ainsi que le Mémoire de M. Gallard porte entre autres cette conclusion :

« VI. L'emphysème pulmonaire n'exerce aucune influence sur le développement et la marche des tubercules. »

Roulin, dans sa thèse en 1868, arrive à la même conclusion.

Au contraire, Guéneau de Mussy, Pidoux, Danjoy, déclarent que lorsque l'emphysème s'établit dans un poumon tuberculeux, il enraye pour un temps plus ou moins long la lésion primitive.

M. Hirtz le premier fait des distinctions : l'emphysème aigu, dit-il, n'a qu'un intérêt de présence, il peut même devenir fatal ; l'emphysème chronique partiel existe chez tous les tuberculeux sans signification spéciale ; enfin, l'emphysème chronique généralisé, en thèse générale, semble ralentir la marche de la tuberculose, mais il peut devenir par lui-même une source de dangers pour le malade. Cette distinction est très légitime en clinique, elle est juste dans son ensemble, mais elle manque d'interprétation, et par là elle a le tort de rester incomplète.

Pour se rendre un compte exact de cette question, il ne suffit pas de savoir que les cas dans lesquels la tuberculose se complique d'ectasie alvéolaire ont une marche spéciale, il faut encore se demander si cette marche spéciale est le fait de l'emphysème plutôt que le résultat de la nature même de la lésion primitive, et nous verrons que cela n'est rien moins que démontré.

L'emphysème se produit parfois dans la tuberculose

rapide, à l'état aigu et généralisé; quand il se montre encore dans le cours d'une phtisie chronique, c'est qu'il s'est produit une poussée aiguë qui permet de l'identifier au cas précédent. Ces cas d'emphysème aigu généralisé sont encore mal précisés, ils mériteraient une étude spéciale que nous n'avons pas abordée, et en l'absence de documents personnels nous ne pouvons que rappeler l'opinion de M. Hirtz : cet emphysème ne présente alors qu'un intérêt de présence.

Il n'en est plus de même de l'emphysème chronique, qui s'établit lentement dans le cours d'une phtisie progressive ; et c'est celui-là seul qui se rattache directement aux formes qui nous occupent. M. Hirtz divise cet emphysème chronique en deux variétés, selon qu'il est partiel ou généralisé, et il cherche à établir une distinction absolue et fondamentale là où il n'y a guère qu'une question de degré.

L'emphysème chronique partiel existe, dit-il, chez tous les tuberculeux sans signification spéciale ; il n'en donne aucune observation jugeant sans doute, que le fait est trop universellement admis pour avoir besoin de cette preuve. Il est vrai qu'il existe chez presque tous les tuberculeux quelques alvéoles dilatés, mais c'est là un accident local et trop peu important pour mériter la dénomination d'emphysème, même partiel. M. Hirtz s'est contenté, à ce sujet, des affirmations des auteurs qui l'avaient précédé; mais, si ces derniers admettent, en effet, l'existence habituelle d'un emphysème partiel, c'est parce qu'ils confondent tous les cas où il existe. Quand on distrait de cet ensemble les cas dont nous parlerons tout à l'heure, il ne reste aux phtisies vulgaires, à titre de fait constant, qu'un emphysème tellement léger qu'on a quelquefois une assez grande difficulté à le trouver : « Souvent, dit M. Gallard lui-même, les cellules dilatées sont en très petit nombre et réunies par groupes », et pour les apercevoir il faut décoller le feuillet viscéral de la plèvre ou les rendre évidentes par l'insufflation ; d'autres fois elles n'existent qu'à l'intérieur du parenchyme. Quand l'emphysème est aussi peu abondant, aussi discret, il ne se révèle, par aucun symptôme clinique et n'est qu'un phénomène anatomique dénué de toute importance.

L'emphysème chronique qui appartient aux phtisies latentes est, d'après M. Hirtz, généralisé. L'auteur en donne treize observations ; sept très courtes sont tirées des mémoires de MM. Louis, Pidoux et Guéneau de Mussy ; les six autres sont personnelles, mais une seule avec autopsie ; c'est donc sur un fait unique que l'auteur a voulu établir cette forme anatomique, et affirmer la généralisation de l'emphysème ; aussi ne doit-on nullement s'étonner qu'il lui ait été impossible d'en préciser les conditions d'existence.

Nous admettons avec M. Hirtz que la tuberculose, quand elle s'accompagne d'emphysème chronique, se présente à l'observation avec des caractères spéciaux de lenteur qu'il a caractérisées de phtisie latente ; nous ne saurions lui accorder toutefois que cet emphysème chronique est alors généralisé ; il existe en quantité appréciable, si l'on peut ainsi parler, il s'élève de l'état de signe anatomique, à l'état de phénomène clinique ; mais on ne peut rien dire de plus, et le degré de généralisation n'en change ni la nature ni les conséquences.

Les phtisies emphysémateuses ont non seulement une

marche clinique spéciale, remarquable par sa lenteur, mais encore une caractéristique anatomique qui leur est propre, l'évolution fibreuse. C'est dans la comparaison de ces deux termes, dans la subordination de l'un à l'autre que nous allons trouver les éléments du problème à résoudre.

L'emphysème peut-il entraver localement l'évolution du processus tuberculeux, et d'autre part le développement de l'emphysème chez un tuberculeux est-il accompagné d'un changement d'état du malade, d'une amélioration ou d'une aggravation de sa maladie? Telles sont les deux questions qui nous restent à examiner.

L'emphysème secondaire aux tubercules ne reconnaît que des causes locales et mécaniques; dès lors toute interprétation de son influence qui ferait intervenir une cause générale ne serait point justifiée. Or, que nous apprennent les altérations locales?

L'atrophie des vaisseaux et des cloisons des cellules pulmonaires par le fait de l'ectasie, empêche les tubercules de s'étendre et de se nourrir, disent les uns; le fonctionnement compensateur, résultat obligé de l'emphysème, l'exercice qui en résulte placent le poumon dans des conditions plus favorables de résistance à l'invasion du mal, disent les autres. Sans refuser une certaine influence à ces causes, nous ne saurions leur accorder une importance absolue : l'altération des vaisseaux et des parois alvéolaires a été surtout démontrée dans l'emphysème constitutionnel, et on ne peut affirmer qu'il en soit absolument de même dans l'ectasie alvéolaire secondaire, si différente dans ses causes. D'autre part, l'exercice modéré du poumon doit être assurément favorable à sa vitalité, mais c'est à condition de ne pas dépasser la limite physiologique et de ne pas arriver jusqu'à l'emphysème. Que toute cause qui force les sommets à un fonctionnement compensateur diminue les chances d'apparition des tubercules, on peut l'admettre avec Péter; mais quand l'alvéole a cédé, quand l'emphysème s'est produit, il se passe là ce qui arrive pour le cœur dans les lésions valvulaires : tant qu'il tient tête à l'obstacle, son hypertrophie est de bon augure, mais quand il cède, quand l'hypertrophie se prononce trop, c'est qu'il a succombé dans la lutte. De même, l'alvéole emphysémateux doit être plus nuisible qu'utile, et il semblerait que, au point de vue purement local, en l'absence de toute influence diathésique, il constituerait un terrain mieux préparé pour la dégénérescence.

Ces diverses raisons anatomiques, si elles devaient être admises, ne feraient accorder à l'emphysème qu'un rôle modérateur sur l'extension des tubercules, tandis qu'on a voulu aller plus loin et lui conférer une action favorable, curative même. La théorie de Ramadge, d'origine anglaise, veut que les alvéoles dilatés compriment le tubercule et en amènent ainsi la résolution et la cicatrisation. Simple hypothèse dont le principal intérêt est d'avoir conduit à provoquer artificiellement l'emphysème chez les tuberculeux pour favoriser la cicatrisation de leurs lésions. Nous examinerons dans notre chapitre IV, et à propos du traitement, cette théorie singulière, et nous aurons alors à examiner en même temps si le développement ou la rétrocession de l'emphysème paraissent améliorer ou aggraver l'état du malade.

Sans aborder pour le moment cette question d'observation clinique, et en restant sur le terrain de l'anatomie et de la physiologie pathologique, on peut conclure que les motifs qui ont été invoqués pour admettre l'influence favorable de l'emphysème sur la marche des tubercules n'ont qu'une importance secondaire, et qu'il faut chercher ailleurs l'explication de la bénignité des lésions tuberculeuses accompagnées d'emphysème.

Cette explication nous la trouvons dans la nature même des lésions qui existent alors. Il suffit de rappeler quelles sont les causes de production de cet emphysème secondaire, pour comprendre qu'elles suffisent à rendre compte de la marche de la maladie dans ces cas-là.

L'emphysème, en effet, se développe précisément quand il existe des lésions atrophiques, quand les tubercules présentent par eux-mêmes une évolution fibreuse, quand ils s'accompagnent de lésions scléreuses étendues, c'est-à-dire dans les formes de phtisie qui ont, par le fait même de leur nature, une marche spéciale et une évolution lente. Bien que l'emphysème secondaire des tuberculeux n'ait par lui-même qu'une influence peu considérable sur la maladie causale, il n'en reste pas moins un signe important de marche lente et bénigne, parce qu'il est l'expression d'une évolution scléreuse lente et bénigne par elle-même.

L'emphysème est le résultat de l'évolution scléreuse plutôt qu'il n'en est la cause ; et dès lors dans ce groupement, productions fibreuses et emphysème, le second terme n'a qu'une importance relative. Cela est si vrai que, chez l'enfant, les formes scléreuses existent ; elles présentent, comme nous l'avons dit, les mêmes caractères généraux que chez l'adulte, mais elles se compliquent beaucoup plus rarement de dilatation alvéolaire, par suite des conditions spéciales de structure et de souplesse des tissus, qui rendent toujours l'emphysème plus rare, de quelque nature qu'il soit, chez l'enfant que chez l'adulte.

Non seulement l'emphysème secondaire n'est pas par lui-même une lésion favorable, mais encore quand il se produit il peut devenir une source de dangers pour le malade. L'emphysème s'ajoute alors à la tuberculose, et le malade a deux affections au lieu d'une; c'est dans ces cas qu'on observe le retentissement des lésions pulmonaires sur les cavités cardiaques. L'insuffisance tricuspide, qui n'appartient pas au syndrome habituel de la phtisie vulgaire, est la principale complication des formes scléreuses. Ceci nous amène à étudier l'existence des dilatations du cœur droit dans la phtisie pulmonaire.

CHAPITRE III

DE LA DILATATION DU CŒUR DROIT DANS LA PHTISIE FIBREUSE

SOMMAIRE. — Historique : Jaccoud la trouve chez tous les phtisiques. — La dilatation du cœur droit appartient à certaines formes. — Observations anatomiques dans lesquelles existe cette dilatation. — Son mécanisme et ses conditions de production. — Gêne de la circulation pulmonaire. — Rôle des productions fibreuses. — Influence de la dyspnée.
L'insuffisance tricuspide est-elle un phénomène favorable ? Dangers de cette complication.

Au moment où la tuberculose se constituait sur les recherches de Bayle et de Laennec, l'attention était attirée déjà sur les relations étroites qui unissent les lésions du poumon à celles du cœur, sur la dépendance réciproque de ces deux grands appareils. Dejà signalées par Sénac en 1749, les lésions du cœur consécutives aux maladies pulmonaires avaient été nettement définies par Corvisart en 1806 ; il n'est donc pas étonnant que les premiers auteurs qui se sont occupés de la tuberculose signalent avec soin l'état du cœur. Si nous laissons de côté les localisations diverses de la diathèse sous forme de péricardites ou de tubercules du cœur, si nous ne retenons que les lésions qui peuvent être considérées comme la conséquence directe de la lésion pulmonaire, ce n'est que dans le cœur droit que pourront se faire sentir les troubles de la petite circulation : les maladies du cœur gauche sont primitives et la question de leur coïncidence avec la tuberculose, encore à l'étude, sort absolument de notre cadre; on peut en dire autant des rétrécissements de l'artère pulmonaire qui, comme Lebert[1] d'abord et plus tard Constantin Paul[2] l'ont démontré, sont une cause et non un résultat de la tuberculose pulmonaire; et nous ne comprenons pas que cette confusion si facile à éviter ait pu être faite par M. Brun-Bourdaux. Mais d'autre part la tuberculose, maladie lente par excellence, et qui, en restreignant graduellement le champ de l'hématose, élève le degré de la tension sanguine intrapulmonaire, semble, au premier abord, devoir nécessairement entraîner comme altération secondaire l'insuffisance tricuspide; c'est cette question que nous allons examiner dans ce chapitre.

Les premiers observateurs sont tous d'accord pour rejeter une relation nette entre ces deux maladies. Laennec[3] déclare « que le cœur chez les phtisiques présente ordinairement une coloration vermeille et est presque toujours remarquable par la petitesse et la fermeté de son tissu. » C'est à cette affirmation de Laennec que se rallient tous les auteurs du commencement du

1 Lebert, *Berlin Klin. Wochenschrift*, 1867 nos, 22, 24.
2 Constantin Paul, *Gazette hebdom.*, 1871, n° 27. — *Union médicale*, 1871, nos 99 à 112.
3 Laennec, *Traité de l'auscultation médiate*, Paris, 1879, éd. de la Faculté, p. 366.

siècle, dans cette première période, pour tous le cœur des phtisiques est petit, atrophié, graisseux même. Bizot[1] d'abord, Louis[2] plus tard, rejettent la dilatation du cœur des lésions produites par la phtisie, et déclarent que la diminution de volume que l'on observe habituellement n'a rien de spécial à la maladie, et que le cœur présente seulement les caractères communs à toutes les maladies chroniques ; quand le cœur est gras, le foie l'est aussi, donc pas de rapport mécanique avec la lésion pulmonaire ; l'atrophie, la dégénérescence graisseuse sont le simple résultat de l'amaigrissement général ou de la persistance de la fièvre, et on ne voit pas bien pourquoi M. Barrabé, dans sa thèse inaugurale (Paris 1878), accorde tant de place à ces deux lésions.

Bien que Portal[3] ait un passage qui paraisse vouloir dire que la phtisie peut devenir une cause de dilatation du cœur, il ne développe pas cette interprétation, et il faut arriver jusqu'aux leçons de M. Jaccoud[4] pour entendre affirmer que la dilatation du cœur droit est la conséquence ordinaire de la phtisie. Avant lui, dans les ouvrages ou les articles de dictionnaires qui traitent de l'influence exercée par les maladies pulmonaires sur le cœur droit, on ne trouve pas qu'il soit fait mention de la phtisie, à moins que ce ne soit pour nier son action avec Louis et Grisolle, opinion que M. Gouraud adopte encore dans sa thèse en 1865.

[1] Louis, *Recherches anat.-path. sur la pht.*, 2e éd., Paris, 1843, p. 58.

[2] Bizot, Recherches sur le cœur, *Mémoires de la Société méd. d'obs.*, i, 1837, p. 262.

[3] Portal, *Observations sur la nature et le trait. de la pht. pulm.*, Paris, 1809, t. II.

[4] Jaccoud, *Leçons de clinique méd.*, prof. à l'hôpital Lariboisière, p. 345.

Après l'affirmation de Jaccoud quelques thèses plus récentes (Lechapelain 1873, Brun-Bourdaux 1877, Barrabé 1878) adoptent l'opinion du professeur sans apporter aucun éclaircissement nouveau.

I

OBSERVATIONS DANS LESQUELLES EXISTE LA DILATATION DU CŒUR DROIT

« La dilatation du cœur droit, l'insuffisance tricuspide, dit M. Jaccoud[1], existent chez les phtisiques pour deux, raisons : 1° l'augmentation de pression dans les cavités du cœur, et 2° la diminution de la résistance naturelle du tissu cardiaque. » Puis il invoque toutes les raisons banales qui pourraient également s'appliquer à toutes les lésions pulmonaires ; c'est ainsi que M. Brun-Bourdaux, développant son explication, déclare que les maladies du cœur droit *doivent* exister assez fréquemment dans la phtisie parce que les capillaires pulmonaires sont oblitérés, et dès lors, il y *diminution du champ de l'hématose* à un degré égal sinon plus élevé que dans l'emphysème. Si le cœur n'est pas plus souvent pris dans la phtisie, c'est que celle-ci, évoluant alors très lentement, donne le temps à la dilatation des rameaux de l'artère pulmonaire de s'établir, tandis que dans les cas au contraire à marche plus rapide, il y aurait presque toujours dilatation du cœur droit.

Cette raison est séduisante au premier abord, Natalis

[1] Jaccoud, *Pathologie interne*, t. I, p. 599.

Guillot[1], en effet, plus tard Cornil et Ranvier, ont démontré l'existence d'anastomoses de nouvelle formation entre les vaisseaux pulmonaires et les artères bronchiques, ainsi que l'augmentation de volume des branches de l'artère pulmonaire sur les lobules restés sains ; mais, malheureusement pour la théorie, s'il est vrai que le cœur peut être forcé dans certaines formes aiguës, il n'en est pas moins vrai que dans les formes ulcéreuses ordinaires qui évoluent en quelques mois, on ne trouve pas cette insuffisance tricuspide, tandis qu'elle existe, nous le démontrerons, dans les cas dont l'évolution est incomparablement plus longue, et les observations mêmes que cite M. Brun-Bourdaux pour établir l'insuffisance tricuspide chez les phtisiques n'ont pas moins de trois à cinq ans d'évolution ; que devient alors l'argument que la rapidité de la marche n'a pas laissé aux anastomoses le temps de se produire ?

MM. Potain et Rendu[2] repoussent l'opinion de Jaccoud, qu'ils traitent d'exagération ; pour eux, « on constate, chez un certain nombre de phtisiques un peu de dilatation des cavités droites, et surtout de l'épaississement de l'endocarde, qui est fibreux et opaque au lieu d'être translucide, en même temps que les bords de la valvule tricuspide sont un peu épaissis. Ce sont là les indices du travail irritatif qu'a subi le ventricule dans les derniers temps de la maladie de poitrine ; mais le fonctionnement de la valvule tricuspide persiste ordinairement pendant toute la durée

[1] Natalis Guillot, *Journal « l'Expérience, »* 1838.

[2] Potain et Rendu, art. path., cœur, *Diction. encyclop. des sc. méd.*, 1re série, t. XVIII, p. 645.

de la phtisie, et les symptômes cliniques n'annoncent aucune régurgitation veineuse appréciable. »

Ces opinions extrêmes sont toutes les deux trop exclusives, et Bristowe[1] se rapproche davantage de la vérité en disant qu'il y a quelquefois de l'anasarque avec dilatation du cœur droit, mais le plus ordinairement de l'atrophie. Et en effet, l'insuffisance tricuspide se rencontre parfois, quoique rarement, dans la tuberculose pulmonaire; mais elle n'est pas là un fait vulgaire, elle n'appartient pas indifféremment à toutes les formes : pour se rendre compte de son apparition il faut distinguer les cas où elle fait défaut, il faut étudier plus exactement les conditions de sa production, et nous arrivons alors à reconnaître qu'elle est exclusivement liée aux formes fibreuses de la maladie.

Nous allons examiner d'abord les observations citées par les deux auteurs qui ont établi l'existence de la dilatation des cavités droites du cœur chez les tuberculeux; nous compléterons ensuite cette analyse par celles que nous avons pu recueillir nous-même.

La thèse de M. Brun-Bourdaux *(Contribution à l'étude des maladies du cœur droit dans la phtisie.* Paris 1877) renferme trois observations d'insuffisance tricuspide chez les phtisiques. Les deux premières sont personnelles; la relation de l'autopsie est incomplète, nous ne pouvons pas affirmer qu'il existait de la sclérose du poumon, mais du moins la marche de la maladie avait été fort lente. Les deux malades étaient des femmes :

L'une âgée de 51 ans, antécédents héréditaires; *toussait depuis*

[1] Bristowe, *The theory and practice of medicine*, 1876, p. 432.

plusieurs années, et avait eu des hémoptysies un an auparavant. L'autre est âgée de 32 ans ; père mort de fluxion de poitrine, mère de carcinome utérin ; pleurésie à 22 ans, une autre à 25, depuis lors la malade a toujours traîné pendant l'hiver. Nouvelle pleurésie il y a 6 mois et dès lors toux continuelle. Pas d'hémoptysie.

Une troisième observation, la seule vraiment complète, est empruntée par l'auteur à la thèse de M. Gouraud :

Observation I. — *Bronchite capillaire survenue chez un malade depuis longtemps tuberculeux. Dilatation du cœur droit. Mort.* — Homme de 36 ans, malade depuis 10 à 15 ans ; première hémoptysie à 20 ans. Oppression habituelle, augmentée pendant l'hiver.

Autopsie.— Poumons : adhérence extrême du sommet droit à la cage thoracique ; ancienne pleurésie partielle en ce point. Le sommet de ce poumon est très résistant à la coupe, et présente des traces d'infiltration tuberculeuse ; on voit aussi sur cette coupe *des bandes d'un tissu très dur, d'apparence cicatricielle.* Vaisseaux gorgés de sang noir ; infiltration sanguine. *Plaques d'emphysème multiples.* A la surface des plèvres il existe quelques plaques fibreuses, dont une se trouve à la base du poumon droit ; il n'existe guère de tubercules crus en voie d'évolution, de sorte que ce malade a réellement succombé à une bronchite capillaire, et si l'asystolie a été si marquée, c'est en grande partie à cause de l'imperméabilité du sommet droit, qui était le siège de la cicatrice. Cœur droit dilaté, caillots.

Les observations suivantes sont tirées de la thèse de M. Barrabé *(Étude des lésions cardiaques dans le cours de la phtisie pulmonaire*, Paris 1878).

Obs. II. — *Phtisie pulmonaire. Insuffisance des valvules tricuspides et pulmonaires.* — Le nommé Vandernoth (Jean), 28 ans, journalier, entre à l'hôpital Lariboisière le 30 mars 1878.

Pas de traces de phtisie pulmonaire dans sa famille. Rougeole à l'âge de huit ans, depuis bonne santé, non sujet au rhume.

C'est il y a deux ans, sans cause appréciable, qu'il a commencé à tousser et à maigrir. Aggravation progressive, pas d'hémoptysies. Fièvre et sueurs nocturnes depuis un mois.

Autopsie. — Outre d'autres lésions tuberculeuses, l'auteur note que le sommet droit est adhérent et présente de la pneumonie scléreuse. Le cœur est pâle, un peu ramolli. Insuffisance de de la tricuspide.

Obs. III. — Garrigoux (Françoise), âgée de 25 ans, couturière, entrée à l'hôpital Lariboisière le 1er septembre 1877; morte le 8 octobre.

Pas d'antécédents héréditaires connus, pas d'accouchements.

C'est en 1874 que remonte le début de la toux, mais elle n'y prit point garde à cette époque. En 1875 l'oppression survint, et la malade perdit l'appétit et les forces. État aigu depuis quinze jours.

Autopsie.—A l'aspect du poumon gauche, on constate : 1° que le tissu pulmonaire est très induré; 2° que les bronches sont dilatées. Il existe dans ce tissu induré du poumon des plaques noirâtres, au centre desquelles se trouvent des noyaux crétacés, grisâtres. Le poumon droit est parsemé aussi de plaques indurées au centre desquelles se trouvent également des noyaux de matière crétacée.

Cœur: dilatation du cœur droit; trois doigts passent facilement dans l'orifice tricuspide. Les autres orifices ne présentent rien d'anormal.

Dans ces trois observations les auteurs ont noté plus ou moins explicitement l'existence de lésions fibreuses du poumon. Dans nos observations placées dans le chapitre précédent, on retrouve également le retentissement de la phtisie fibreuse sur le cœur droit. Le plus souvent, la dilatation du cœur droit ne va pas jusqu'à produire l'insuffisance tricuspide ; mais elle existe à peu près toujours, et cette constance est d'autant plus remarquable que le cœur des autres phisitiques est petit et comme atrophié. Il ne s'agit pas davantage d'endocardite, puisque toujours on a relevé l'intégrité de l'endocarde et des orifices. Dans les observations IX et XI, l'insuffisance tricuspide est constatée ; et elle devait sans doute exister à quelque degré dans toutes celles où la dilatation du cœur était très accusée, comme par exemple les observations II, VII et XIV.

L'observation suivante nous a été communiquée par M. le professeur Renaut ; elle a sur les précédentes l'avantage d'être complète ; nous la reproduisons *in extenso*, parce qu'elle peut servir de type à la forme clinique que nous étudions, et parce que divers détails importants, qui y sont consignés, nous seront très utiles par la suite, pour éclairer la marche et le pronostic de la complication cardiaque.

Obs. IV. — *Phtisie fibreuse, emphysème, insuffisance tricuspide.* — Une femme de 56 ans, ménagère, maigre à l'excès, avec une peau bronzée semblable à celle des sujets atteints de maladie d'Addisson, entre en septembre 1874 dans le service de Lorain à la Pitié. C'était une multipare qui avait présenté *depuis longtemps* des accidents thoraciques. Je n'ai pas relevé d'hémoptysies antérieures dans son histoire. Cette femme était misérable, elle exerçait la profession de marchande foraine, avait une vie nomade et vivait dans une étroite voiture.

Elle toussait et crachait jour et nuit, ne mangeait plus. Les quelques aliments ingérés étaient difficilement avalés, à cause d'une énorme lésion du pharynx que nous allons décrire, et étaient bientôt rejetés à la suite des efforts de toux presque incessants.

La poitrine était globuleuse, tous les caractères de l'emphysème, au plus haut degré, se trouvaient réunis dans les deux poumons. Les vibrations thoraciques étaient abolies, les deux côtés de la poitrine sonnaient comme un tambour. A l'auscultation, existaient des râles sonores mélangés de bulles, qui clapotaient dans l'inspiration. Aux deux sommets une induration limitée, propageant les bruits du cœur, existait sous les deux clavicules, et par la pectoriloquie, le retentissement de la voix aphone et le gargouillement, on pouvait diagnostiquer deux cavernes limitées.

Le cœur était hypertrophié, sans lésion de valvules. Il n'y avait pas d'albumine dans les urines.

Le voile du palais, l'isthme, le fond du pharynx, étaient couverts de granulations tuberculeuses confluentes, développées dans les glandules et disposées en groupes confluents.

Au bout d'une quinzaine de jours, la dyspnée augmenta, les râles pulmonaires devinrent nettement des râles sous-crépitants d'œdème. L'anasarque se montra aux malléoles, et monta systématiquement. Le cœur eut des faux pas, le pouls devint irrégulier comme celui de l'asystolie ; un léger *souffle* variable, *systolique,* se montra dans les dix ou douze derniers jours au foyer des bruits tricuspides et s'accompagna de régurgitation jugulaire. La malade mourut dans cet état lamentable, trois mois environ après son entrée à l'hôpital, en se refroidissant progressivement, comme on l'observe dans la mort par affection cardiaque non compensée. Il n'y eut pas d'alburminurie sensible.

Autopsie. — L'autopsie montra dans le poumon droit une caverne, creusée au sein d'une nappe de tissu fibreux du volume d'un œuf. L'excavation était grosse comme une noix. A gauche, même état, moins accusé, deux ou trois cavernules seulement étaient creusées dans la nappe de sclérose qui se continuait solidement avec la paroi pleurale.

Les deux poumons, adhérents partout par une symphyse généralisée, étaient congestionnés, emphysémâteux à l'excès et semés d'une innombrable quantité de granulations de Bayle, soit translucides, soit jaunâtres, et dont bon nombre étaient calcifiées, de sorte que le poumon semblait semé de grains de sable durs, qu'on énucléait avec l'ongle d'une petite coque de tissu fibreux et nacré.

L'intestin montrait d'anciennes cicatrices d'ulcères tuberculeux. Le larynx et la muqueuse pharyngienne et de l'isthme étaient semés de granulations grises en plaques et en grappes. Ces îlots n'étaient autres que les glandules muqueuses de la région, infiltrées de granulations grises, demi-transparentes,

Le rein n'offrait aucun des caractères du rein brightique, ni à l'œil nu ni à l'examen histologique.

Le cœur ne montrait aucune lésion valvulaire organique, l'aorte et les artères périphériques étaient athéromateuses, le *ventricule énormément dilaté*. Le myocarde était de couleur feuille morte et de consistance du carton mouillé. On n'a pas examiné s'il était atteint de fragmentation par segments cellulaires.

(Les lésions pulmonaires ont été examinées au microscope et ont fait la base de l'un des paragraphss du chapitre d'anatomie pathologique).

II

MÉCANISME ET CONDITIONS DE PRODUCTION DE LA DILATATION DU CŒUR

Ainsi, en examinant avec attention les cas dans lesquels on a noté la dilatation du cœur droit, on trouve qu'elle se montre quand la lésion tuberculeuse a évolué à la phtisie fibreuse, quand par là même elle s'est compliquée d'emphysème. De toutes les observations résulte ce fait, que l'insuffisance tricuspide chez les phtisiques est souvent liée à la présence, dans le poumon, de tissu fibreux et d'emphysème plus encore qu'à l'étendue des lésions franchement tuberculeuses et caséeuses.

Cette conclusion n'a rien qui puisse étonner : il y a longtemps que l'on connaît l'influence énorme de l'emphysème et de la sclérose pulmonaires sur le cœur droit, et, que le poumon soit ou non tuberculeux, cette influence existe toujours.

L'insuffisance tricuspide est due, suivant Gendrin, à l'extension de la zone fibreuse du pourtour de l'orifice, suivant Marc Sée, à la tension exagérée des tendons valvulaires, qui empêcherait les bords libres des valvules de s'accoler[1]. Quelle que soit la manière de comprendre le jeu de la valvule et de représenter le mécanisme de l'insuffisance en elle-même, il faut en rechercher les conditions de production dans des causes éloignées.

L'obstacle de la circulation agit mécaniquement, directement sur le cœur, qui se laisse distendre passivement. On admet généralement que l'accumulation anormale de sang dans les cavités droites, la difficulté que le cœur éprouve à chasser l'ondée sanguine, sont les causes de cette dilatation. M. Jaccoud, sans s'expliquer exactement à cet égard, paraît accorder au cœur une part plus active dans la production de la lésion ; il cherche dans le traumatisme circulatoire une cause d'irritation endocardique qui contribuerait, à son tour, à produire l'insuffisance : « Nous avons vu, en traitant de l'endocardite, dit-il, que les lésions portent sur les points qui sont le plus exposés aux influences mécaniques de pression et de distension ; c'est pour ce motif que l'on peut observer des lésions des orifices droits, lorsque quelque altération persistante des poumons gêne la circulation dans l'artère pulmonaire, et augmente ainsi l'action mécanique subie par l'endocarde droit[2]. » D'ailleurs M. Jaccoud n'en admet pas moins l'ectasie mécanique; pour montrer le peu d'importance de cette irritation endocardique, il suffit de rappeler que la dilatation, quand elle est peu considérable, existe indépendamment de toute lésion valvulaire, et d'autre part, le plus ordinairement, on ne constate pas de lésion concomitante de l'endocarde. La dilatation et l'in-

1 Voillez, *Traité de percussion et d'auscultation*, p. 704.
2 Jaccoud, *Path. interne*, 1875, t. II, p. 651.

suffisance sont donc bien les conséquences directes de l'intervention des causes mécaniques.

Cette cause mécanique, on la trouve dans la suppression étendue du champ respiratoire sanguin, dans l'obstacle définitif créé au niveau du réseau capillaire du poumon. Cette explication générale exige des distinctions pour être applicable à la phtisie. Dans les tuberculoses ulcéreuses vulgaires, dans les phtisies rapides, on n'observe pas de dilatation du cœur droit ; d'autres lésions encore suppriment le champ de l'hématose dans lesquelles l'insuffisance tricuspide est fort rare. La pneumonie fibrineuse aiguë n'a jamais de retentissement sur le cœur, dit M. Parrot, dans l'article du *Dictionnaire encyclopédique ;* dans la pleurésie le fait est également exceptionnel.

Quelle que soit d'ailleurs l'exactitude de la théorie mécanique, ces remarques font comprendre la nécessité d'une analyse plus rigoureuse de la nature des lésions. Avant de conclure à l'influence absolue de la suppression d'une partie de la nappe sanguine, il faudrait s'assurer expérimentalement de sa diminution réelle, et savoir, par exemple, si elle est plus diminuée dans l'emphysème que dans les phtisies à vastes ulcérations ayant entraîné la destruction presque totale des organes respirateurs. Malgré l'oblitération d'un grand nombre de capillaires dans l'emphysème, il est difficile d'admettre qu'il en soit ainsi. Mais si le réseau capillaire est plus atteint dans la phtisie, d'autre part, l'obstacle est en partie supprimé par le développement des anastomoses de Natalis Guillot ; le sang doit franchir le poumon, son lieu de passage habituel est en partie obstrué, mais des voies de dérivation lui sont ouvertes et la compensation s'effectue.

Sur ce terrain même on pourrait expliquer la préférence de l'ectasie cardiaque pour les formes fibreuses de la phtisie. Il ne faut pas dire alors que les anastomoses n'ont pas eu le temps de se produire, puisque, dans les cas accompagnés de dilatation du cœur, la durée est habituellement très longue; mais on peut penser que le processus spécial qui existe alors a entravé leur apparition. L'évolution fibreuse qui étouffe le tubercule, étouffe tout aussi bien les anastomoses vasculaires; de plus elle produit l'emphysème. Les deux causes se surajoutent, l'emphysème supprime ou diminue la vascularisation des lobules restés sains, l'évolution fibreuse entrave le développement des anastomoses dans les points où le parenchyme est atteint par les tubercules; dès lors la gêne circulatoire est au maximum et l'insuffisance est créée. C'est là une hypothèse que nous n'avons pas eu le loisir ni les moyens de vérifier directement par des injections; elle est d'autant plus vraisemblable que si l'on se reporte à nos descriptions histologiques des portions fibreuses, on verra que l'on a noté partout l'absence de ramifications vasculaires au milieu de ce tissu.

Il n'en reste pas moins acquis que toutes les lésions qui paraissent intéresser au même titre la circulation pulmonaire, sont loin d'avoir le même effet sur le cœur. Grisolle a dit depuis longtemps que l'emphysème est la seule maladie chronique du poumon qui s'accompagne tôt ou tard de lésions cardiaques incontestables et incontestées. Pour la phtisie, cette affirmation reste vraie; quand la dilatation du cœur droit existe dans la tuberculose, c'est lorsque d'ailleurs se trouvent réunies les conditions de production de l'emphysème, lorsque cet emphysème lui-même s'est produit, entraînant à sa suite la lésion cardiaque qui l'accompagne ordinairement.

Toutes les fois que l'emphysème chronique existe chez les tuberculeux, la dyspnée est toujours très accusée, et nous lui avons fait jouer un rôle considérable dans la production de cet emphysème. Ce dernier est dû au vide créé dans la poitrine par les lésions atrophiques, et Gairdner propose la même explication pour la dilatation du cœur. Quand une inspiration puissante fait un appel d'air énergique, le sang veineux est également aspiré avec force dans la cavité thoracique ; le cœur lui-même contribue par sa dilatation à remplir le vide. De cette façon le cœur, sollicité à l'expansion par sa situation intrathoracique, ayant à subir par sa face interne la pression due à l'afflux du sang veineux, cède peu à peu à cette double cause permanente de distension.

Cette explication de Gairdner, dont nous ne voulons pas apprécier la valeur, ne peut être considérée que comme une hypothèse ingénieuse, mais elle a du moins le mérite de préciser et affirmer le fait clinique. Dans toutes les affections pulmonaires qui retentissent sur le cœur droit, la dyspnée est un symptôme constant. Comment son intervention peut-elle se faire sentir? faut-il y voir un phénomène secondaire ou le fait primitif ? Nous n'oserions nous prononcer d'une façon absolue, et nous nous contentons de reconnaître la connexion étroite de ces deux termes, dyspnée continue, dilatation du cœur droit.

Cette relation est vraie peut-être pour toutes les maladies du poumon, en tout cas elle est l'expression rigoureuse de ce qu'on observe chez les tuberculeux. Les phtisies dyspnéiques seules s'accompagnent de dilatation du cœur droit et d'insuffisance tricuspide.

III

INFLUENCE ULTÉRIEURE DE L'INSUFFISANCE TRICUSPIDE

Pour M. Jaccoud l'apparition de l'insuffisance tricuspide chez les tuberculeux serait dans l'espèce un phénomène favorable. En permettant le reflux du sang dans l'oreillette, elle compenserait le rétrécissement du champ de l'artère pulmonaire per la diminution de l'oudée. De cette façon elle peut prévenir la rupture des vaisseaux et on l'observe, dit-il, quand avec des lésions ulcéreuses très étendues, il n'y a pas eu d'hémoptysies tardives [1].

L'influence favorable que Jaccoud attribue à l'insuffisance tricuspide tient aux conditions physiques que crée l'insuffisance, et par suite elle ne s'applique pas quand la dilatation existe seule. Que faut-il penser de ce rôle compensateur ?

Que l'insuffisance tricuspide puisse prévenir la production des hémoptysies, le fait est possible, vraisemblable même ; mais fût-il bien établi, il ne suffirait pas à faire de cette insuffisance un phénomène favorable. Jamais nous n'avons observé que l'apparition d'une insuffisance tricuspide ait amélioré l'état général du malade ou diminué l'acuité des phénomènes pulmonaires. Dans l'observation que nous avons rapportée en détail, on note au contraire qu'une aggravation considérable de la maladie a coïn-

[1] Jaccoud, *Clinique de l'hôpital Lariboisière*, 347-49.

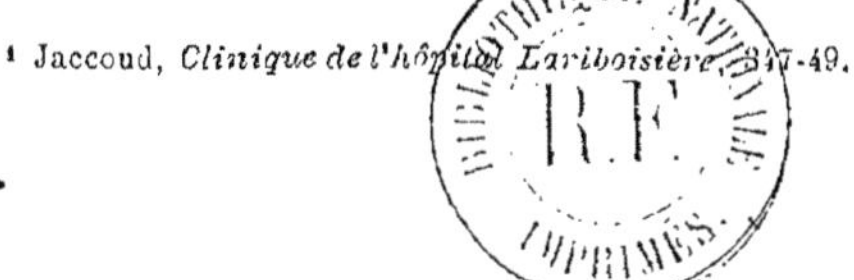

cidé avec l'apparition d'un bruit tricuspidien dans les derniers temps de la vie.

La raison théorique, que donne M. Jaccoud, s'appuie sur un fait purement local, la diminution de pression dans l'artère pulmonaire. Mais cette diminution ne peut être que momentanée ; l'amélioration qui pourrait en être le résultat est largement compensée par l'élévation concomitante et parallèle de la tension dans le système veineux général. Dans ces cas, les désordres cardiaques s'ajoutent à ceux de la phtisie pour aggraver le pronostic ; la dyspnée est accrue, l'anasarque s'établit, et le malade est sous la menace permanente d'attaques d'asystolie.

Dans le chapitre qui va suivre, et en nous occupant de l'étude clinique de la phtisie fibreuse, nous aurons l'occasion de signaler les phénomènes placés sous la dépendance de l'insuffisance tricuspide et qui sont de nature à en assurer le diagnostic.

CHAPITRE IV

SYMPTOMES ET DIAGNOSTIC

SOMMAIRE. — Étiologie. — La phtisie fibreuse est ordinairement acquise. — Influence des causes irritantes locales. — Age ; phtisie fibreuse chez les enfants. — Mode de début. — Phénomènes précurseurs. — Symptômes principaux. — Hémoptysie. — Dyspnée. — Dilatations bronchiques. — État général. — Observation de tuberculose stationnaire.

Diagnostic des tubercules masqués par l'emphysème. — Diagnostic de l'emphysème primitif et de l'emphysème secondaire. — Diagnostic de la nature fibreuse des lésions. — Terminaisons par asystolie, poussées aiguës, complications diverses. — Pronostic. — Traitement de Ramadge. — Climats. — Thérapeutique.

Quand le processus tuberculeux établi dans le poumon a laissé prédominer la tendance à l'évolution fibreuse, la maladie revêt une physionomie assez spéciale pour mériter d'être mise à part au milieu des variétés fondamentales de la tuberculose pulmonaire. C'est cette variété que nous avons voulu désigner sous le nom de phtisie fibreuse. Dans les chapitres précédents nous lui avons successivement rattaché l'emphysème pulmonaire et la dilatation du cœur droit ; cet ensemble constitue un type clinique dont nous allons retracer maintenant les principaux caractères.

Phtisie fibreuse et phtisie ulcéreuse sont deux formes de la même entité morbide : elles ne présentent aucune différence essentielle dans leur nature. La lésion tuberculeuse élémentaire, dit M. Grancher, présente une double tendance, elle peut évoluer au tissu fibreux, ou bien à la nécrobiose et à l'ulcération. La marche générale de la maladie n'est que la somme de ces actions élémentaires. Le rôle prédominant appartient tantôt à la production fibreuse, tantôt à l'ulcération ; de même on se trouve en présence tantôt de formes ulcéreuses, tantôt de formes fibreuses. Mais entre ces deux termes extrêmes, il y a place pour bien des intermédiaires, et c'est pour cela que l'on peut voir souvent s'atténuer réciproquement ou se succéder les deux modes d'évolution. Il est facile de faire la part des cas mixtes quand on connaît les formes typiques, et cette étude a pour unique objet les cas tranchés qui peuvent être considérés comme la plus haute expression de la phtisie fibreuse chronique.

Dans tout le cours de ce chapitre nous porterons notre attention de préférence sur les phénomèmes qui sont propres à la phtisie fibreuse, et nous en ferons la description au point de vue des différences qui la séparent des autres formes de la tuberculose pulmonaire.

Pour éviter des répétitions inutiles, nous réunirons les symptômes et le diagnostic dans une description parallèle ; nous passerons successivement en revue l'étiologie et le mode de début, la période stationnaire, les terminaisons, et enfin nous présenterons le pronostic général qui s'attache à cette variété de phtisie, en rappelant à cette occasion ce qui a été dit déjà de l'influence attribuée par un grand nombre d'auteurs aux complications ordinaires de la maladie.

I

ÉTIOLOGIE. — MODE DE DÉBUT

On peut caractériser, d'une manière générale, l'étiologie et les conditions de production de la forme fibreuse de la phtisie par cette double proposition : l'évolution fibreuse est le fait d'une atténuation de la diathèse ou d'une résistance plus efficace de l'économie à l'invasion du mal. Le premier terme, l'atténuation primitive de la diathèse, n'est qu'une pure hypothèse ; laissant de côté la question théorique, nous voulons dire seulement par là que, pour la tuberculose comme pour toutes les maladies virulentes, il existe à côté des formes complètes, des cas dans lesquels l'imprégnation de l'économie par la cause morbide est comme entravée; c'est à ces derniers qu'il faut rapporter la phtisie fibreuse.

La plus grande part dans cette modification de la maladie revient sans conteste au terrain sur lequel elle se développe.

L'évolution fibreuse est comme l'expression d'un organisme qui se défend. On la voit se produire toutes les fois que l'individu est dans des conditions constitutionnelles favorables à la résistance.

L'hérédité, que l'on retrouve si fréquemment à l'origine des formes ulcéreuses, est rarement la cause des phtisies fibreuses. Dans presque toutes nos observations on a noté expressément l'absence d'antécédents héréditaires.

La *phtisie fibreuse est le plus ordinairement acquise;* les sujets chez lesquels elle se développe sont des individus plus ou moins robustes, indemnes de tout antécédent scrofuleux ou tuberculeux, mais qui ont été placés dans les conditions hygiéniques mauvaises, capables d'engendrer la dégénérescence. Dans la plupart des observations, les détails font malheureusement défaut à ce point de vue ; mais cette origine du mal est très évidente dans l'obs. IV : le malade avait présenté un traumatisme du poumon trente ans avant le début des accidents ; dans l'obs. VII, le malade travaille dehors et s'est souvent exposé aux intempéries; dans l'obs. X, la phtisie est le résultat des fatigues de la campagne de France.

Les *états diathésiques* qui paraissent jouir d'un certain antagonisme contre la tuberculose, agissent sur elle quand elle envahit leur terrain en favorisant son évolution fibreuse ; le malade de l'obs. VII était rhumatisant; chez les asthmatiques et les emphysémateux la maladie revêt souvent cette marche. Nous n'avons pas eu l'occasion de constater s'il en était de même chez les paludéens; on pourrait le penser s'il est vrai, comme on l'a prétendu, que la malaria a quelque influence sur la phtisie.

Enfin il est tout un ordre de causes qui paraissent produire tantôt des cirrhoses simples du poumon, tantôt des tuberculoses, dans le processus desquelles domine la pneumonie interstitielle, ce sont les *causes irritantes locales du poumon,* les particules solides qui agissent mécaniquement sur son parenchyme. Quelles relations étroites pourrait-on établir entre les pneumonokonioses et les phtisies fibreuses ? il y aurait là toute une étude à faire, qui présenterait le plus grand intérêt, et que nous ne pouvons qu'indiquer.

L'*âge* a également une certaine influence ; la plupart de nos malades sont compris entre quarante et cinquante-cinq ans ; la phtisie des vieillards est souvent fibreuse, toujours elle a une tendance aux productions crétacées, et il semble que les causes pathologiques aussi bien que les phénomènes physiologiques ont moins d'activité dans l'âge avancé. La fréquence plus grande de la phtisie fibreuse chez l'adulte et le vieillard peut encore s'expliquer par ce fait que l'hérédité a déjà moissonné les individus doués d'une moindre résistance, et que plus tard les formes acquises sont plus nombreuses. Quoi qu'il en soit, l'évolution fibreuse peut exister, nous l'avons déjà dit, même chez les enfants, et nous tenons de M. Perroud que, chez eux, elle appartient de préférence encore aux formes acquises.

Nous ne pouvons donner aucun renseignement sur l'influence du genre de vie et des professions, à cause même des éléments que nous avons eus à notre disposition. Nos recherches n'ont porté que sur la population qui fréquente les hôpitaux, c'est-à-dire dans un milieu unique. C'est pour la même raison que nous dirons peu de chose du *sexe ;* nos observations personnelles se rapportent presque toutes à des hommes, mais elles proviennent pour la plupart des collections de M. R. Tripier, recueillies presque exclusivement dans des services d'hommes. Nous pensons toutefois que ces formes sont plus rares chez la femme.

En rapport avec la nature même de cette étiologie, le

mode de début présente quelque chose de spécial ; il est particulièrement lent et insidieux. Il est habituel de voir la diathèse éprouver pour ainsi dire quelque difficulté à s'installer ; elle procède souvent dans ces cas par des poussées légères qui rétrogradent, et ce n'est que beaucoup plus tard que la maladie s'établit d'une façon définitive. On trouve souvent quelque épisode aigu dans le passé, des hémoptysies anciennes (obs. II), une pleurésie antérieure (obs. IX), une bronchite suspecte (obs. VII). Puis l'aggravation est toujours lente et progressive, les premières périodes ont passé inaperçues, et, s'il a existé un processus fébrile, une amélioration notable a précédé le retour des accidents (obs. I.)

Dans cette première période, au moment de ces accidents variés qui servent de prodromes à la maladie, le diagnostic est des plus difficiles. Il faut savoir d'abord si cette bronchite, si ces hémoptysies sont le fait d'une tuberculose à son début, et on sait combien cette question est entourée de difficultés. Si l'on arrive à établir comme probable leur nature tuberculeuse, il faut s'en tenir là. Cette tuberculose doit-elle revêtir le type fibreux ? bien peu d'éléments pourraient aider à répondre. Les données étiologiques que nous avons exposées peuvent seules fournir des présomptions toujours douteuses, ce n'est qu'un peu plus tard qu'il est permis d'arriver au diagnostic et d'affirmer avec quelque chance de vérité, la nature de la maladie.

II

PÉRIODE STATIONNAIRE. — DIAGNOSTIC

Quand la maladie, soit d'emblée, soit après un état aigu passager suivi de retour à la santé, a repris son développement continu et progressif, la période d'état est constituée. Le premier phénomène qui devient permanent c'est la toux; l'expectoration caractéristique ne tarde pas à l'accompagner. L'oppression et la dyspnée complètent le tableau.

L'*hémoptysie* est très fréquente dans les premières périodes des phtisies fibreuses chroniques, et très souvent elle précède de loin l'établissement de la maladie; la plupart des observations la relèvent dans les antécédents; quelquefois elle acquiert une abondance considérable et se répète à toutes les périodes (Obs. I).

L'emphysème se produit de bonne heure au point de donner le change comme nous le verrons tout à l'heure, et avec lui paraît la dyspnée. Souvent ces deux phénomènes prennent une intensité telle, que le malade rappelle très exactement l'aspect de l'emphysémateux asthmatique. A la dyspnée continue s'ajoutent alors des accès qui peuvent simuler assez bien l'asthme primitif.

A l'examen du thorax on trouve réunis les signes de l'emphysème et ceux des tubercules. Souvent aussi, comme le dit Pidoux, l'emphysème rend les tubercules inauscultables et c'est là une cause d'erreur qu'il faut bien connaître. Le thorax peut être régulièrement bombé comme chez les emphysémateux, mais le plus souvent il offre quelque part un aplatissement qui est le résultat des lésions tuberculeuses : le retrait des côtes dû à une pleurésie, un méplat sous la clavicule dû à l'affaissement du poumon. Les signes physiques de percussion et d'auscultation varient beaucoup suivant le degré de la maladie et les proportions relatives des divers éléments qui sont alors réunis dans le poumon malade : produits scléreux, lésions caséeuses et ulcéreuses, emphysème. Il est absolument inutile d'y insister. Rappelons toutefois qu'il existe souvent alors des dilatations bronchiques[1] situées au milieu des parties du poumon en état d'induration fibreuse et qu'elles peuvent donner lieu ainsi à des signes cavitaires en l'absence de toute caverne.

Malgré ces phénomènes pulmonaires souvent très accusés et très pénibles pour le malade, l'état général se maintient longtemps encore satisfaisant ; l'amaigrissement fait peu de progrès, les fonctions digestives demeurées indemnes, suffisent à réparer les pertes. Le malade a moins de tendance que les autres tuberculeux à présenter des localisations de la diathèse dans les organes éloignés ; il a moins de tendance à fabriquer du caséum et du pus dans son intestin ou dans ses reins, tant que la maladie conserve son allure ; mais plus tard, quand l'équilibre est rompu cette immunité n'existera plus.

L'observation suivante, que nous devons à l'obligeance de M. le professeur Renaut, présente bien le type de ces malades dans les premières périodes d'une tuberculose déjà confirmée ; elle montre également que le diag-

[1] Grancher, Des dilatations bronchiques chez les tub., *France méd.*, 1878, p. 161.

nostic reste toujours entouré à ce moment de quelque obscurité.

Observation. — Drouet (Pierre), zingueur, âgé de 50 ans, entre le 7 décembre 1875, dans le service de M. Lancereaux.

Antécédents héréditaires nuls au point de vue de la tuberculose. Bonne santé dans l'enfance, sauf à 6 ans phénomènes dont le malade parle comme d'une fièvre cérébrale. Exanthèmes ordinaires. Pendant son service militaire, chancre mou avec adénite suppurée.

Depuis qu'il est sorti du service, il tousse habituellement au printemps et à l'automne. Pendant la guerre, hémoptysie de sang rouge et spumeux. Un mois auparavant, chute grave, pour laquelle il est soigné dans le service de Gosselin et envoyé à Vincennes. Depuis six jours, pendant son séjour à Vincennes, les phénomènes pectoraux se sont exagérés au point de nécessiter son admission à l'hôpital.

État actuel. — Homme nullement amaigri, bien musclé, à système pileux développé; l'aspect est très peu en faveur de l'idée d'une cachexie avancée. Les ongles, légèrement hippocratiques, sont striés d'une ligne qui indique la maladie traumatique à laquelle il vient d'être soumis.

Thorax bombé, partout sonore, excepté aux sommets qui, principalement à gauche, sont enveloppés par une zone de matité. Dans toute la poitrine on entend des râles sibilants, et la respiration rude de l'emphysème avec du silence par places. A mesure qu'on s'approche des sommets, les râles sont plus nombreux, ils se mêlent de bulles que déplace la toux, fréquente et fatigante, qui tourmente le malade. Dans la fosse sus-épineuse gauche, les bruits anormaux ont absolument le caractère des craquements humides. L'expiration et l'inspiration sont très rudes, mais non soufflantes sur ce point. Il existe à ce niveau un peu de pectoriloquie, surtout sensible quand le malade parle à voix basse.

L'expectoration est muqueuse, spumeuse, visqueuse comme dans l'emphysème.

Appétit conservé; pas de sueurs, pas de diarrhée. — Foie petit. — Cœur et pouls normaux. — *Apyrexie complète.*

Le malade va à Vincennes le 19 janvier 1876, dans le même tat.

Le diagnostic fut porté : *Emphysème.— Induration très probablement tuberculeuse des deux sommets.*

L'affection peut persister longtemps dans cet état stationnaire, la phtisie peut rester en quelque sorte latente. Mais le plus ordinairement, bien que la marche soit lente elle est progressive, et l'on voit bientôt survenir la dilatation du cœur droit, la gêne dans le système veineux. Alors la dyspnée augmente et l'asystolie peut survenir. La dilatation du cœur droit se reconnait alors à ses signes habituels : l'élargissement de la matité cardiaque, l'extension plus grande du choc de la pointe, les battements épigastriques, et enfin, quand l'insuffisance tricuspide est constituée, le pouls veineux, le bruit de souffle xiphoïdien systolique. Alors apparaissent les œdèmes passifs et permanents, surtout aux membres inférieurs, qu'il distinguer de l'œdème cachectique que l'on trouve dans les autres formes de la phtisie.

Diagnostic. — Le diagnostic de la phtisie fibreuse pendant sa période d'état n'est pas toujours facile, et la difficulté se présente sous plusieurs aspects. Tantôt l'emphysème et la tuberculose existent évidemment ensemble, et il s'agit seulement de faire la part de chacun de ces deux phénomènes, d'en préciser la subordination réciproque ; tantôt, au contraire, c'est l'existence de la tuberculose qui est en cause, et c'est la nature même de la maladie qui est contestée.

L'emphysème vient souvent masquer les signes d'une phtisie sous-jacente; et, malgré l'existence des tubercules, l'auscultation ne donne parfois que des signes négatifs. Quelques symptômes importants peuvent permettre de faire le diagnostic.

L'hémoptysie aurait une valeur absolue, d'après M. Pidoux, celle-ci ne se produisant presque jamais dans l'emphysème simple.

M. Hirtz[1] signale une manifestation fébrile qui serait particulière à ces tuberculoses latentes : cette fièvre est d'une apparition irrégulière, elle se montre seulement tous les quatre à cinq jours, accompagnée de céphalalgie vive et de fatigue extrême. Les trois stades sont bien marqués, l'accès dure toute une nuit.

Quelques signes périphériques peuvent encore être pris en considération, les doigts hippocratiques, la tuberculose urinaire ou génitale et par-dessus tout l'amaigrissement progressif.

M. Guéneau de Mussy a fait remarquer encore que dans l'emphysème, de même que dans la pleurésie, la région sus-claviculaire est soulevée pendant la toux par les sommets du poumon, dont la tension est augmentée. Les adhérences pleurales, si fréquentes chez les tuberculeux, peuvent empêcher ce soulèvement et produire même, parfois, un aplatissement persistant de la région qui n'existe, le plus ordinairement, que d'un seul côté.

En un mot, il faut alors avoir recours à des finesses stéthoscopiques, qui exigent pour être bien perçues des examens répétés. L'apparition de signes physiques caractéristiques viendra permettre tôt ou tard une affirmation plus certaine.

L'emphysème, les tubercules, se reconnaissent par les mêmes phénomènes que dans les formes ordinaires, et nous n'en parlons que pour signaler la confusion possible

[1] Hirtz, *loc. cit.*, p. 43.

de cavernes et de dilatations bronchiques. C'est surtout dans les cas de phtisie fibreuse que se pose cette difficulté : les pneumonies chroniques simples qui entraînent ordinairement les bronchectasies rappellent absolument le tableau de la phtisie emphysémateuse ; celle-ci s'accompagne souvent aussi de dilatations bronchiques. Il ne s'agit plus alors, à proprement parler, d'un diagnostic anatomique, puisque les deux lésions sont physiquement semblables, mais d'un diagnostic de nature ; on en trouvera les éléments de préférence dans le siège et la limitation des lésions, dans la considération des causes et des désordres généraux.

Quand on a constaté la coexistence de la tuberculose et de l'emphysème sur un même malade, il est souvent difficile de dire, avec quelque certitude, lequel de ces deux états a précédé l'autre. La phtisie emphysémateuse peut revêtir l'allure et les apparences d'un emphysème constitutionnel. L'âge du malade ne fournira qu'une présomption de peu d'importance. La régularité de distribution de l'emphysème est plus rare dans la phtisie que dans l'emphysème primitif ; la dyspnée, l'habitus si connu des asthmatiques, sont également moins accusés quand l'emphysème est sous la dépendance des tubercules. Mais le fait capital et qui est d'autant plus précieux qu'il manque rarement, c'est l'existence dans les antécédents individuels, de phénomènes caractéristiques, tels que les hémoptysies, les bronchites rebelles, les laryngites, l'absence, au contraire, des accès dyspnéiques isolés qui précèdent de loin l'établissement de l'emphysème primitif.

Les complications cardiaques, intestinales ou rénales n'ont pas des symptômes spéciaux à cette forme de phtisie et se présentent au diagnostic avec leurs caractères habituels.

Les productions fibreuses, il n'est pas besoin d'y insister, n'ont pas de signe physique qui leur soit propre ; quand elles existent, l'induration est le fait dominant avec ses caractères de matité et de transmission meilleure des vibrations sonores. On reconnaît qu'il s'agit d'une phtisie fibreuse, non pas à tel ou tel symptôme isolé, mais à la marche générale de la maladie, telle qu'elle ressort de nos descriptions antérieures. L'existence d'un emphysème, cliniquement appréciable, dans le cours d'une phtisie chronique, permet d'affirmer avec une très grande probabilité la nature fibreuse des lésions anatomiques ; et la certitude deviendra presque complète si l'on constate la la dilatation du cœur droit.

III

TERMINAISONS. — PRONOSTIC

Les malades atteints de phtisie fibreuse chronique n'arrivent presque jamais à cet état d'émaciation et d'atrophie qui existe toujours dans les dernières périodes des phtisies ulcéreuses. La marche naturelle de la maladie tend à faire prédominer ses complications ; l'emphysème et la dilatation cardiaque changent le tableau clinique. Le malade est ordinairement très oppressé, il présente de l'œdème des membres inférieurs, de l'œdème du poumon et il succombe enfin aux accidents d'asystolie qui sont sous la dépendance de sa double lésion pulmonaire. Tel était le cas de la malade de Portal (chap. I). L'observation IV de notre chapitre III représente fidèlement cette terminaison qui est de tous points semblable à celle d'un catarrhe et emphysème vulgaire, ou plus exactement encore à celle des pneumonies chroniques non tuberculeuses.

Dans d'autres cas le processus tuberculeux resté longtemps silencieux prend une marche plus rapide. Des poussées nouvelles évoluent à la dégénération caséeuse et le malade succombe à des pneumonies tuberculeuses du type ordinaire. On trouve alors à l'autopsie les deux ordres de lésions plus ou moins mêlées et confondues. Cette poussée nouvelle peut se aussi produire sous forme de granulie et enlever rapidement le sujet qui en est porteur.

Enfin il est encore des malades atteints de phtisie fibreuse chronique qui succombent à des complications plus ou moins éloignées; dans l'obs. I c'est un pneumothorax qui a entraîné la mort; dans l'obs. XII, ce sont des lésions intestinales. Parmi les complications de la phtisie, il faut accorder une mention spéciale à la lésion secondaire des reins et à la mort par albuminurie. Dans la thèse de M. Lacombe (Paris, 1874) sur l'albuminurie des phtisiques, on relève des observations qui paraissent s'appliquer à des phtisies fibreuses.

Pronostic. — D'une manière générale la marche de la phtisie fibreuse chronique est très lente ; sa durée atteint plusieurs années dans les conditions les plus défavorables, puisque nos observations se rapportent toutes à la classe des travailleurs ; tous nos malades étaient obligés de se livrer pour vivre à des fatigues constantes ; ils ont supporté les privations et n'ont jamais pu accorder à leur maladie tous les soins qu'elle eût dû réclamer. On est donc autorisé dans ces cas à porter un pronostic relative -

ment favorable. Les conditions de nature à le modifier dans un sens contraire sont toutes les complications ordinaires de la maladie. Nous avons déjà dit ce qu'il fallait croire de l'influence favorable de l'emphysème et de l'insuffisance tricuspide. Nous avons admis avec Dechambre que dès lors que la surface vasculaire n'est pas augmentée, peu importe que la surface vésiculaire le soit; et, si l'oxygénation du sang n'est pas plus abondante par le fait de l'emphysème, comment la dyspnée diminuerait-elle? Le développement d'un emphysème considérable, s'il est de nature à fournir la confirmation de l'évolution fibreuse des lésions, doit aussi éveiller des craintes pour l'avenir. L'insuffisance tricuspide doit faire craindre l'anasarque et l'asystolie. D'ailleurs le pronostic est étroitement subordonné aux conditions individuelles, et il doit être établi dans chaque cas sur des éléments trop variés pour que nous puissions en entreprendre l'étude. Rappelons seulement que la tuberculose stationnaire une fois constatée, il faut savoir s'il y a, ou non, évolution active, et à cette question c'est le thermomètre qui répondra.

Traitement. — On comprend quelle influence considérable les conditions extérieures peuvent exercer sur une maladie aussi essentiellement chronique que la phtisie fibreuse. Une hygiène rigoureuse retarde le développement des accidents qui résultent des complications ; elle entrave également l'apparition des poussées nouvelles dont l'évolution peut être fatale. Mais nous insisterons peu sur les indications du traitement, d'autant qu'il ne présente aucune différence essentielle avec celui qu'on oppose d'ordinaire au progrès de la tuberculose. En l'absence de spécifique, le traitement ne peut être que symptomatique et toujours subordonné aux conditions si variables qui se présentent à l'observation clinique.

Un point seulement mérite d'attirer quelques instants l'attention. Les auteurs qui admettent l'influence favorable de l'emphysème sur la marche des tubercules conseillent d'en provoquer le développement artificiel. Ramadge croyait que la dilatation alvéolaire comprimait les tubercules et déterminait ainsi une sorte de résorption ; c'est lui qui est le promoteur du traitement par la dilatation forcée. Les auteurs du *Compendium de médecine* ont quelque tendance à approuver l'emploi de cette méthode; Gallard la repousse absolument. Après ce que nous avons dit du rôle et de la nature de l'emphysème secondaire chez les tuberculeux, il est évident que l'opinion de Ramadge ne repose que sur des idées théoriques erronées; nous allons voir que l'observation clinique en condamne également l'usage.

M. Thaon rapporte cinq observations de phtisies dyspnéiques à longue évolution, qu'il a soumises au traitement pneumatique. Il combat l'emphysème, il arrive à le diminuer par une pneumothérapie bien dirigée et il obtient ainsi la diminution de la dyspnée et une amélioration générale. Il emploie à cet effet les inspirations d'air comprimé associées aux expirations d'air raréfié. « Ce n'est là, dit-il, qu'un moyen palliatif, mais un moyen très applicable, puisque, en modifiant la dyspnée, il modifie aussi l'hématose[1]. »

Il ne faut pas confondre avec le traitement de Ra-

1 Thaon, *Clinique climatologique des maladies chroniques*, p. 76, 1877.

madge, la gymnastique pneumatique; cette dernière a des effets favorables, elle modifie heureusement la vitalité des organes; elle sollicite la mobilité du thorax et par là excite les muscles à la contraction et rend au poumon l'élasticité qu'il a perdue. Cet exercice hygiénique doit rester dans les limites de la physiologie, bien loin de tendre à la production de l'emphysème. Souvent sans doute ceux qui partagent les idées de l'auteur anglais n'ont pas dépassé cette mesure et c'est ainsi que peuvent s'expliquer les succès réels qu'ils ont obtenus dans quelques cas.

Puisque l'on doit chercher à améliorer l'emphysème plutôt qu'à l'exagérer, on est conduit à diriger contre lui les moyens ordinaires. Dans les phtisies fibreuses la dyspnée est le symptôme capital et les malades se trouvent bien des mêmes conditions hygiéniques et climatériques que les asthmatiques emphysémateux.

Nous n'aborderons pas l'étude des moyens thérapeutiques que la matière médicale peut opposer à la marche des tubercules. A ce point de vue la phtisie fibreuse ne se sépare pas des autres variétés de la tuberculose pulmonaire; elle n'offre d'autres indications spéciales que les indications symptomatiques, telles qu'elles résultent de l'existence des complications que nous avons signalées dans le cours de ce chapitre.

CHAPITRE V

DE L'EMPHYSÈME PULMONAIRE CHEZ LES TUBERCULEUX

SOMMAIRE. — Antagonisme entre la tuberculose et l'emphysème; historique de la question. — L'emphysème primitif écarte souvent la tuberculose. — Motifs de cet antagonisme. — La tuberculose s'accompagne dans certains cas d'emphysème consécutif. — Mécanisme de cet emphysème. — Causes nutritives. — Causes mécaniques. — L'inspiration joue le rôle prédominant : pourquoi ? — Théorie de Laennec — Emphysème compensateur : Théories de Gallard et de Gairdner.

Dans le second chapitre, consacré aux rapports de l'emphysème pulmonaire avec les lésions scléreuses du poumon dans la tuberculose, nous avons provisoirement laissé de côté deux questions préliminaires qui ne sauraient être passées sous silence : l'antagonisme qu'on a signalé entre l'emphysème et les tubercules pulmonaires, et en second lieu, le mécanisme de l'emphysème chez les tuberculeux, tel qu'il est exposé par les auteurs. La réponse à ces deux questions annexes sert de point de départ à cette étude ; mais pour faciliter le développement naturel de notre sujet, nous les avons renvoyées à cette place, et ce chapitre est destiné à exposer avec plus de soins les détails qu'elles comportent et qui doivent justifier les solutions que nous avons adoptées par avance.

I

ANTAGONISME ENTRE LA TUBERCULOSE ET L'EMPHYSÈME PULMONAIRE

Dès les premiers pas qui ont été faits dans l'étude de ces maladies, la question s'est imposée aux observateurs; dès le début, on voit surgir deux courants d'opinion qui, au premier abord, paraissent très opposés, mais la contradiction est plus apparente que réelle entre les divers auteurs qui se sont occupés de la question. En comparant les explications des défenseurs et des adversaires de l'antagonisme, on s'aperçoit bien vite qu'ils se sont placés sur des terrains différents et qu'ils partent de points de vue opposés; ce fait suffit à rendre compte de leurs divergences.

Le mot d'emphysème, en effet, comme toutes les expressions qui éveillent à la fois l'idée de lésion élémentaire et de maladie, n'a pas une signification assez précise pour fermer la porte à toute équivoque. En parlant d'emphysème, les uns ont plus spécialement pour objet la lésion anatomique élémentaire du poumon, l'accumulation anormale d'air dans son parenchyme, les autres s'attachent plutôt au type morbide, à la maladie emphysémateuse, si l'on peut ainsi parler.

Dès le début on voit apparaître cette double tendance; Laennec, en 1819, décrit l'emphysème en prenant pour point de départ l'autopsie, l'examen direct du poumon; il en étudie le mécanisme et les signes physiques, fort peu la signification nosologique. On se contente de ces données jusqu'à Louis; celui-ci, en 1835, dans l'article *Emphysème* du *Dictionnaire de Médecine* en 30 volumes, reprend la question, et, prenant pour principal objet d'étude le malade, l'emphysémateux, il en fait la description clinique avec une précision remarquable. De ces deux auteurs, le dernier nie la coïncidence de la tuberculose et de l'emphysème, et le premier a plus de tendance à l'admettre, puisqu'il déclare : « Je ne doute nullement que si l'on examinait avec beaucoup d'attention les poumons des sujets qui ont éprouvé, *par quelque cause que ce soit*, une grande et longue gêne de la respiration, on trouverait presque chez tous, çà et là, quelques vésicules aériennes dilatées. J'en ai quelquefois aperçu deux ou trois seulement très dilatées dans des poumons remplis de tubercules. — Les grosses masses tuberculeuses peuvent encore produire partiellement l'emphysème; il n'est pas rare de trouver quelques cellules dilatées çà et là dans les poumons farcis de tubercules un peu volumineux [1]. »

Il y a là quelque chose d'analogue à ce qui se passerait en dermatologie, si la même expression pathologique, par exemple le pemphigus, était alternativement employée avec la signification qui lui est propre dans les classifications de Willan ou d'Alibert, les deux descriptions basées, l'une sur la lésion élémentaire, l'autre sur la dermatose, pourraient présenter au premier abord des différences absolues, alors qu'elles seraient bien près de s'accorder sur le fond en précisant mieux la valeur du terme employé.

[1] Laennec, *Loc. cit.*, p. 195-202.

De même les opinions de Laennec et de Louis, malgré leur opposition apparente, ne sont pas inconciliables. Quelle assimilation peut-on établir entre l'emphysème généralisé que vise la description de Louis et les quelques vésicules dilatées dont parle Laennec? Dans les travaux postérieurs on retrouve la même différence dans la valeur du terme employé. Gairdner, Gallard, Jaccoud, Roulin, admettent la coïncidence de la tuberculose avec l'emphysème : il suffit de jeter un coup d'œil sur leurs descriptions pour reconnaître l'emphysème, lésion anatomique locale, absolument indépendante de l'état général clinique qu'il peut déceler.

Au contraire, Pidoux, Guéneau de Mussy, adoptent l'opinion de Louis ; mais ils placent l'antagonisme entre la tuberculose et l'emphysème lié à l'asthme, et qui n'est le plus souvent que la manifestation pulmonaire de l'arthritisme et de l'herpétisme ; c'est bien là la considération la plus pure de l'état général, de l'emphysème constitutionnel.

Il ressort de ce parallèle que les uns se sont contentés de déclarer, avec Jaccoud par exemple, que l'infiltration tuberculeuse du poumon pouvait être considérée comme une cause d'ectasie alvéolaire, c'est-à-dire d'emphysème, tandis que les autres se sont bornés à affirmer que les causes, autres que la tuberculose cela va sans dire, qui entraînent habituellement de l'emphysème, constituaient pour le malade qui en était atteint une sorte d'immunité contre la tuberculose.

Ces deux manières de voir sont parallèles, mais non pas contradictoires, et nous devons les examiner toutes les deux.

A. *Existe-t-il un antagonisme entre l'emphysème primitif et la tuberculose?*

On pouvait penser *a priori* que la gêne respiratoire, qui est le fait de l'emphysème, était de nature à solliciter l'apparition de la dégénérescence. M. Roulin rejette cette hypothèse, parce que « jamais une affection locale n'a pu engendrer une maladie générale ». La gêne respiratoire, si elle n'engendrait pas la tuberculose, aurait bien pu favoriser le développement des tubercules, et il n'y aurait eu là rien d'aussi étonnant que M. Roulin paraît le croire. Heureusement, bien avant lui, Louis avait résolu cette question par l'observation : il a constaté que non seulement les emphysémateux n'avaient pas plus de tendance que tous autres à devenir tuberculeux, mais encore qu'ils paraissaient en avoir moins.

Cette observation de Louis conserve encore aujourd'hui toute sa valeur ; nous sommes même convaincu que les exceptions à cette règle sont encore plus rares qu'on ne le croit généralement. Les faits qui lui ont été opposés ont été parfois mal interprétés, et nous avons montré dans le chapitre précédent combien l'erreur est facile et combien souvent on a pris pour des emphysémateux des malades qui, très probablement, étaient tuberculeux dès le début et ne devaient leur emphysème qu'à leur tuberculose.

B. *Pourquoi les emphysémateux ne deviennent-ils pas plus souvent tuberculeux?*

Les raisons qui ont été invoquées pour expliquer cette sorte d'antagonisme sont de plusieurs ordres : les uns ont cherché des motifs dans les conditions locales, les autres ont voulu remonter jusqu'à la cause des deux processus.

1° *Causes locales.* — On fait remarquer que l'emphysème a pour effets principaux l'oblitération des vaisseaux sanguins, l'atrophie des cloisons des cellules pulmonaires, et dès lors, si les tubercules ne se montrent pas sur les poumons emphysémateux, c'est parce que « le voisinage des vaisseaux sanguins est l'une des principales conditions de la production tuberculeuse, et que celle-ci est d'autant plus rare dans une partie qu'elle est moins vasculaire [1] »; ou encore parce que « l'atrophie des cloisons des cellules pulmonaires empêche le tubercule de se nourrir [2] ». Mais Lebert n'a jamais voulu tirer une pareille conséquence de son observation qui s'applique à des cas bien différents, et en outre, si ces deux motifs peuvent rendre compte de modifications dans l'intensité et dans la marche, ils restent impuissants à expliquer l'absence complète de tubercules.

M. Peter cherche aussi la raison de cet antagonisme dans une cause locale ; pour lui les sommets sont le siège d'élection du tubercule, parce que ce sont les parties des poumons qui sont le plus inactives dans la respiration normale, et si le poumon droit est plus souvent pris que le gauche, c'est parce que les bronches qui s'y rendent, par leur trajet rétrograde, diminuent encore l'accès de l'air et accroissent cette paresse relative. Dès lors toutes les causes qui forceront les parties supérieures des poumons à un fonctionnement compensateur pourront empê-

[1] Lebert, *Traité des maladies scrof., et tub.*, p. 5.

[2] Lee, cité par Constantin Paul, *De l'antagonisme en thérapeutique*, Thèse d'ag. Paris, 1869, p. 66.

cher le développement de la tuberculose : telles sont les maladies du cœur, parce qu'elles entretiennent des congestions habituelles des bases; « telle est également la raison pour laquelle les asthmatiques sont si rarement tuberculeux; telle encore celle qui préserve de tuberculisation un si grand nombre d'emphysémateux[1] ». Pour M. Péter, la cause de l'antagonisme est toute locale, mécanique même. On ne saurait refuser à cette théorie un certain degré de vraisemblance et de probabilité, elle constitue une cause adjuvante d'une certaine importance, mais elle ne peut avoir qu'une valeur relative pour expliquer un fait d'une signification aussi générale que l'immunité dont jouissent les emphysémateux.

2° *Causes générales.* — Qu'on le remarque bien, les emphysémateux qui sont ainsi à l'abri des coups de la diathèse sont ceux chez lesquels l'emphysème est une des manifestations de l'arthritisme ou de l'herpétisme, chez lesquels il reconnaît avant tout une cause générale, dans ces cas, en un mot, que nous avions en vue au commencement de ce paragraphe, quand nous parlions de l'emphysème considéré, non plus comme lésion secondaire, mais comme maladie principale. Eh bien, chez ceux-là, l'antagonisme diathésique de MM. Guéneau de Mussy et Pidoux trouve sa place. On a peu de tendance aujourd'hui à admettre les explications tirées de l'état général, et encore moins celles qui mettent en jeu ces êtres indécis qu'on appelle des diathèses; mais l'abus qu'en ont fait les vitalistes et l'école de Montpellier ne doit pas faire rejeter d'une façon absolue la considération des causes générales.

[1] Péter, *Clinique médicale*, t. I, p. 88.

3° L'emphysème peut-il être créé par les tubercules sur un poumon qui en était indemne avant leur apparition. Telle est la question que nous aurions à résoudre maintenant, si la solution n'était pas aussi connue et aussi universellement admise aujourd'hui.

Ce que nous venons d'exposer permet de faire la part des deux opinions différentes dont nous avons entrepris l'examen; nous avons le droit de les retenir toutes les deux et de déclarer que si la tuberculose engendre la dilatation alvéolaire, il n'en est pas moins vrai pour cela que les malades primitivement emphysémateux ont moins de tendance que tous autres à devenir tuberculeux. Ajoutons encore qu'il nous paraît préférable d'avoir recours aux causes générales pour expliquer l'immunité envers la tuberculose que la maladie, l'emphysème, procure à ceux qu'elle frappe, et qu'il faut, au contraire, s'adresser aux causes locales pour comprendre le mode de production et l'influence ultérieure de la lésion locale, l'emphysème secondaire chez les tuberculeux.

II

MÉCANISME DE L'EMPHYSÈME CHEZ LES TUBERCULEUX

Les premiers auteurs qui se sont occupés de ce mécanisme se sont contentés de faire à la tuberculose l'application de leurs théories générales sur l'emphysème, légèrement modifiées pour la circonstance. C'est pour ce motif que, lorsqu'on veut exposer les raisons qui ont été invoquées pour expliquer l'emphysème chez les tuberculeux, on est obligé néanmoins de s'arrêter quelque peu à des considérations d'une application plus générale.

L'emphysème alvéolaire est un fait anatomique qui appartient à un grand nombre d'états morbides différents; on peut les grouper en deux genres distincts : 1° les états pathologiques qui procèdent plutôt de l'organisme tout entier; 2° les diverses lésions anatomiques du poumon, quelle qu'en soit la cause, qui paraissent agir par les modifications locales des phénomènes respiratoires. On ne peut nier que cette distinction ne soit légitime en clinique, et, pour prendre des types extrêmes, on ne saurait confondre au point de vue nosologique aussi bien qu'au point de vue de leur signification pathologique générale, les emphysémateux purs, asthmatiques ou non, et les malades qui présentent de l'emphysème au sommet d'un poumon comprimé par un épanchement pleurétique abondant. Cette différence, si évidente quand on n'a en vue que la signification morbide de la lésion, doit exister encore dans son mécanisme.

C'est sans doute sur ce terrain que peut se faire la conciliation des opinions opposées qui attribuent l'emphysème soit aux causes nutritives, soit aux causes mécaniques, double pathogénie qu'il faut peut-être admettre pour faire la part de chaque théorie dans les cas si divers qui se présentent à l'observation.

A. *Causes nutritives*

Dans l'emphysème constitutionnel, dans ces cas qui paraissent conférer une certaine immunité envers la phtisie, on est entraîné à accorder une grande importance aux troubles nutritifs. Sans doute l'asthme engendre les efforts respiratoires, mais à voir avec quelle régularité constante l'emphysème le suit, alors même que les efforts respiratoires sont peu intenses, alors même, comme on en cite des cas, que les accès d'asthme font complètement défaut et que la prédisposition héréditaire existe seule, on ne peut accorder une influence absolue à ces efforts eux-mêmes, et on est obligé de se rejeter sur une sorte de localisation pulmonaire des troubles nutritifs de la maladie. C'est ici le lieu d'invoquer la lésion des parois de l'alvéole avec Villemin, et n'est-on pas autorisé à répéter avec Waters : « Bien que nos investigations ne nous mettent pas à même de dire quelle est la nature de la dégénérescence qui détermine la production de l'emphysème, je suis cependant convaincu que la maladie, dans ses formes graves, est de nature constitutionnelle, qu'un de ses caractères les plus important et peut-être le premier, est une mauvaise nutrition du poumon, à la suite de laquelle surviennent la dégénérescence de l'organe et le changement de structure. »

Est-ce dans cet ordre que nous devons ranger l'emphysème qui se lie à la tuberculose ? Assurément non ; l'emphysème pulmonaire chez les tuberculeux n'est pas le fait de leur diathèse, et cela pour deux raisons : d'abord, s'il en était ainsi, cet emphysème devrait se retrouver chez tous les tuberculeux, ou, s'il n'existait que chez quelques-uns, ce serait assurément alors que la diathèse aurait sa plus grande intensité, alors qu'elle se montrerait par ses lésions les plus caractéristiques, les plus franchement tuberculeuses : or il n'en est rien. De plus, nous avons admis un certain antagonisme entre l'état diathésique qui compte l'emphysème pulmonaire au nombre de ses localisations ordinaires, et la tuberculose, et il serait assez étonnant de voir deux états généraux quelque peu opposés et incompatibles s'affirmer néanmoins par la même lésion anatomique. Dans la tuberculose, l'emphysème n'est donc qu'un fait local, une dilatation de l'extrémité terminale des bronches, et il faut le placer dans le second groupe, dans celui qui reconnaît des causes locales.

B. *Causes mécaniques*

Toutes les causes locales auxquelles les divers auteurs ont attribué l'emphysème des tuberculeux se ramènent à des causes d'ordre mécanique. Dans toutes on invoque à la fois des dispositions anatomiques spéciales et les variations de pression créées par la respiration.

Pour apporter plus de clarté dans l'exposition de ces causes, nous étudierons successivement : 1° les arguments qui se rapportent à l'intervention des puissances musculaires dans les deux actes physiologiques de la respiration; 2° les arguments qui sont en rapport avec la nature et le mode de distribution des lésions, arguments auxquels on s'est adressé pour mettre en évidence l'intervention de ces deux phénomènes.

1° *Rôle de l'inspiration et de l'expiration.* — Laennec, en attribuant à l'inspiration le rôle principal, pensait que les forces inspiratrices étaient plus puissantes que leurs antagonistes; cette affirmation est acceptée par ceux qui l'ont suivi. Mais plus tard Mendelssohn, Hutchinson, Donders, ont prouvé que, dans la respiration calme, la pression négative de l'inspiration fait en moyenne équilibre à une colonne mercurielle de 2 millim., et la pression positive de l'expiration à une colonne de 3 millim.; elles peuvent atteindre respectivement 6 et 9 millim. dans les mouvements respiratoires très étendus.

Il semble alors que la théorie inspiratoire est ruinée, et cependant cela prouve-t-il autre chose que ce simple fait : l'expiration a à son service une force de propulsion supérieure à celle de l'inspiration? N'est-il pas évident, d'un autre côté, que quand l'accomplissement de l'hématose est gêné par un fait quelconque, quand le besoin d'oxygénation se fait sentir, ce n'est pas à l'expiration que le bulbe aura recours, c'est à l'inspiration; et dès lors le rôle peut bien être renversé, ce qui est vrai des rapports normaux de l'inspiration et de l'expiration peut cesser de l'être quand des inspirations forcées, exagérées, sont le résultat d'un trouble de la fonction respiratoire.

M. Hirtz a entrepris des expériences qui démontrent d'une façon indiscutable la possibilité de production de l'emphysème par le fait de l'exagération de l'acte inspirateur. Il dénude la trachée d'un lapin, et, par une ligature, il crée à ce niveau un obstacle au passage de l'air; l'animal meurt ordinairement au bout d'une huitaine de jours et présente à l'autopsie des poumons emphysémateux. Il est facile de constater *de visu*, dit M. Hirtz, « que le thorax se dilate par une inspiration particulièrement énergique, et que l'expiration est plus longue, légèrement sibilante, et ne s'accompagne pas d'une tension bien marquée des parois abdominales. » Dans ces cas, l'obstacle existe aussi bien pour l'expiration que pour l'inspiration; l'auteur répond à cette objection en supprimant l'intervention du diaphragme par la section des phréniques au cou; on supprime par là même, dans une grande mesure, la puissance de l'inspiration, et dès lors on ne trouve plus d'emphysème à l'autopsie. Enfin, dans un cas, un seul des nerfs phréniques ayant été sectionné, l'inspiration fut encore assez énergique du côté opposé pour y produire de l'emphysème, tandis que le poumon du côté du nerf sectionné était relativement affaissé et point emphysémateux. Il existait de plus des ecchymoses sous pleurales du côté emphysémateux, pas du côté opposé, comme si ces efforts exagérés d'inspiration étaient la cause de ces ecchymoses sous-pleurales dont le mécanisme et les conditions de production sont encore peu élucidées.

Les explications des auteurs qui soutiennent la théorie expiratoire se bornent à une seule, celle que Jenner a donnée le premier et que Jaccoud a développée plus tard sans rien y ajouter. Je cite textuellement Jenner : « L'expiration étant principalement accomplie ou du moins considérablement aidée par les muscles abdominaux qui repoussent en haut le foie, etc., la courbure du diaphragme augmentant notablement en cet instant, il en résulte que l'air n'est pas seulement poussé des parties centrales du poumon dans les grosses bronches, puis dans le larynx, mais qu'il est refoulé aussi à la circonférence de l'organe, c'est-à-dire vers les points qui sont le moins comprimés dans l'acte expiratoire. » Jaccoud[1] développe cette idée en la précisant : « Si l'expiration se fait avec effort, dit-il, *si la glotte est en partie fermée*, l'air doit être nécessairement refoulé avec les parties du poumon au niveau des-

[1] Jaccoud, Note à *la Clinique de Graves*.

quelles la paroi thoracique offre le moins de résistance et dans les points qui contiennent normalement le moindre volume d'air. Or, le sommet du poumon répond à la première des conditions et le bord antérieur à la seconde, d'où le siège de prédilection de l'emphysème dans les affections caractérisées par des quintes de toux ». Jaccoud cite à l'appui de son opinion l'observation de Malgaigne, en 1837, qui a vu les hernies du poumon à travers les plaies pénétrantes de poitrine, se produire dans l'expiration forcée.

Cette sorte d'inversion dans la marche de la colonne d'air expiré, ce refoulement, dont il est question dans cette théorie, ne peuvent être considérés que comme une hypothèse. D'ailleurs, pour qu'ils puissent se produire, il faut supposer avec Jaccoud que « la glotte est en partie fermée », ou tout au moins qu'il existe quelque part un obstacle à la sortie de l'air. C'est là une supposition que rien ne vient justifier chez les tuberculeux. Quelques-uns, il est vrai, ont pu faire intervenir, avec Beau, les muscles de Reissessen, qui pourraient, par leur contraction, apporter un obstacle à la circulation du fluide aérien. Quand bien même cette hypothèse serait un fait démontré, si on admettait au niveau des petites bronches un rétrécissement spasmodique situé ainsi sur le passage de l'air, il serait comparable de tous points à la ligature que M. Hirtz place sur la trachée de ses lapins, et ses expériences ont établi que dans ces cas le rôle de l'inspiration est encore prédominant.

Si nous envisageons maintenant la question sur le terrain clinique, nous remarquerons que la héorie expiratoire a besoin surtout d'accès de toux et qu'elle ne retient dans l'effort que sa période d'expiration. Cependant, dans le phénomène ordinaire de l'effort, l'expiration est précédée par une inspiration énergique destinée à emmagasiner l'air, et c'est même là le fait le plus constant, puisque l'on admet bien aujourd'hui que l'obstacle à l'expiration, l'occlusion de la glotte, pour être une condition habituelle de l'effort, n'est pas nécessaire, et que l'effort se produit encore quand les cordes vocales sont altérées, quand la trachée est sectionnée. Le fait dominant de l'effort, le seul constant, c'est la contraction exagérée des inspirateurs, c'est l'immobilisation et la rigidité des parois thoraciques au maximum de dilatation inspiratoire.

Enfin, nous avons eu plusieurs fois occasion de le constater, c'est dans les formes dyspnéiques continues de la tuberculose, qu'il y ait ou non des quintes de toux, que l'emphysème se produit le plus constamment, et cependant, dans les efforts de dyspnée, l'inspiration seule est exagérée, l'expiration se fait librement.

Ainsi, dans tous ces phénomènes, l'inspiration est le fait constant, et par cette constance même elle doit avoir une action plus puissante. Les secousses de toux sont passagères, elles pressent sur l'alvéole plus énergiquement que l'inspiration ; mais, d'une part, le retrait concomitant de la cage thoracique entrave leur développement, et d'autre part, cette dilatation est passagère, l'élasticité suffit à la réparer ; les efforts d'inspiration mettent en jeu une force mécanique moindre, mais plus longtemps continuée, aussi ont-ils plus de tendance à produire la dilatation permanente, l'emphysème. Inspiration, expiration s'ajoutent et se prêtent un mutuel appui, mais le rôle prédominant, alors surtout qu'il s'agit de tuberculeux, appartient à l'inspiration.

2° *Rôle des lésions anatomiques.* — Nous allons examiner maintenant la nature et le mode de distribution des lésions anatomiques qui peuvent provoquer le développement de l'emphysème par le mécanisme de l'inspiration.

Laennec, on le sait, admettait la théorie inspiratoire, mais la raison qu'il en donne est singulière. Il attribue tout à la bronchite, à ce qu'il appelle le catarrhe perlé ; les bronches, dont la muqueuse est plus ou moins gonflée, sécrètent des mucosités visqueuses qui en obstruent le calibre. Les forces inspiratrices, très puissantes pour Laennec, triomphent de cette espèce de soupape, l'air pénètre dans l'alvéole, mais il ne peut en sortir; le gaz s'accumule ainsi ; puis il se dilate par la chaleur, distend bientôt le lobule en lui faisant perdre son élasticité et finit par le rompre[1]. Cette explication anatomique est inadmissible; d'abord parce qu'elle suppose la puissance plus forte des muscles inspirateurs, ce qui est contraire aux mensurations rigoureuses, et ensuite parce qu'il est facile de voir, et M. Gairdner l'a démontré, que les lobules dont les bronches sont ainsi obstruées, sont affaissés et atélectasiés, bien loin d'être emphysémateux. Cependant cette obstruction est en effet la cause déterminante de l'emphysème dans les bronchites, mais à un point de vue tout différent : quand elle intervient, l'emphysème se produit à cause d'elle, mais loin d'elle.

Plus tard Andral, admettant toujours le rôle de l'in-

[1] Laennec, *loc. cit.*

spiration, change complètement l'explication proposée et ouvre aux investigations une voie nouvelle et féconde, en signalant ce qu'on appellera l'emphysème compensateur, dont il nous reste à parler.

Nous l'avons déjà dit, cette expression de compensation ne doit pas entraîner avec elle l'idée de cause finale, l'affirmation préconçue de lésion favorable, comme le pensait Andral ; il faut n'y voir qu'une adaptation physique de l'organe aux conditions nouvelles qui sont le résultat de la lésion primitive. Dans cet ordre d'idées, il y a deux manières de comprendre le mode de production de l'emphysème compensateur.

La première est exposée dans le mémoire de M. Gallard ; mais l'auteur se trompe quand il la croit conforme de tout point avec l'opinion de Gairdner ; la seconde est due à M. Gairdner lui-même, qui proteste contre l'interprétation que M. Gallard lui attribue, et fait un exposé fort clair et fort complet de sa théorie dans une polémique engagée à ce sujet avec M. Dechambre, dans la *Gazette hebdomadaire de* 1855.

M. Gallard résume ainsi la première théorie : « S'il arrive qu'une portion d'un lobe ne soit plus perméable à l'air, la quantité de ce fluide qui était destinée au lobe entier devra forcément circuler dans la portion de ce lobe restée saine, et elle tendra à la dilater. Si la portion du poumon rendue imperméable est peu considérable par rapport à celle restée saine, cette dernière pourra, en vertu de son élasticité, suffire à elle seule au passage de l'air ; mais si le contraire a lieu, une trop grande quantité d'air devra circuler dans le tissu perméable ; alors les vésicules se distendront outre mesure, et finiront par se rompre. » En un mot, on suppose qu'il entre alors dans le poumon autant de gaz que s'il ne renfermait pas de tubercules, et ce gaz, obligé de se loger quelque part, s'accumule dans les cellules libres.

Ainsi présentée, la théorie de l'emphysème compensateur ne peut pas être soutenue. C'est d'abord une supposition gratuite que d'admettre ainsi, *a priori*, que la réduction de la capacité pulmonaire par les produits tuberculeux n'influe en rien sur la masse d'air qu'y appelle l'inspiration. M. Dechambre[1] répond avec raison que cette affirmation est une hérésie de physique, « la quantité d'air qui s'introduit dans une inspiration donnée est rigoureusement déterminée par le rapport géométrique qui existe entre le tuyau d'appel et la capacité pulmonaire; la capacité étant diminuée par le dépôt tuberculeux, la masse d'air inspirée diminue proportionnellement. » Si dans ces conditions le besoin d'une plus grande quantité d'air se fait sentir, les inspirations augmentent de nombre pour suppléer à l'insuffisance de quantité.

On est réduit dès lors à invoquer l'existence d'inspirations plus profondes, plus amples, et nous avons déjà dit que les inspirations étaient en effet exagérées chez certains tuberculeux. Ainsi modifiée, l'explication est encore insuffisante; la force de l'inspiration perd de sa valeur si l'on n'interprète son action que par la quantité d'air plus grande qu'elle appelle; la différence d'ampliation qui en résulte est trop faible pour amener le résultat qu'on veut lui attribuer. Pour que cette force de l'inspi-

[1] Dechambre, *Gaz. hebdom.*, 1855, p. 158.

ration acquière toute son importance, il faut qu'elle s'exerce sur un poumon diminué de volume, il faut prendre en considération non pas la diminution de la capacité pulmonaire, mais l'augmentation du vide créé par les lésions dans la cavité pleurale, et que l'expansion des alvéoles sains doit combler au moment de la dilatation thoracique. C'est par l'intervention de cet élément nouveau, la nature atrophique des lésions, que la théorie de de Gairdner se sépare de la précédente.

L'énergie de l'inspiration modifie la quantité d'air inspiré et l'étendue de la dilatation, surtout dans les points éloignés des tubercules, là où l'ampliation thoracique se fait le mieux; aussi la théorie de Gairdner s'applique-t-elle de préférence à l'emphysème des bords antérieurs et des bases. Pour expliquer l'emphysème qui existe aux environs des tubercules, au voisinage des cicatrices de tubercules guéris, nous ferons intervenir encore la rétraction des lésions elles-mêmes et leur action mécanique directe sur le parenchyme pulmonaire.

Ce double mécanisme est celui que nous adoptons, et les détails en ont été longuement exposés dans notre second chapitre; nous n'y reviendrons pas à cette place. Ce chapitre annexe était exclusivement consacré à justifier les conclusions adoptées précédemment sur le rôle prédominant de l'inspiration, et à montrer l'insuffisance des raisons anatomiques ordinairement invoquées pour expliquer la production d'emphysème chez les tuberculeux. Nous arrivons ainsi, par exclusion, à établir l'influence des lésions atrophiques, des productions scléreuses, et cette conclusion justifie de nouveau l'étude que nous avons faite de leur action.

Après le second chapitre on pouvait conclure que la phtisie fibreuse devait ordinairement s'accompagner d'emphysème pulmonaire; maintenant on a le droit de déclarer que c'est la seule forme de phtisie, qui puisse rendre un compte suffisant de l'apparition de l'emphysème, à l'état chronique, pendant l'évolution de la maladie.

TABLE DES MATIÈRES

LYON. — IMPRIMERIE PITRAT AINÉ, RUE GENTIL, 4

EXPLICATION DES PLANCHES

PLANCHE I

Fig. 1. — *Coupe d'un poumon atteint de sclérose nodulaire péritu-berculeuse avec emphysème internodulaire.*

A, A, A. Granulations de Bayle.

B, B, B. Sclérose en îlots périgranuliques (granulation de Bayle géante).

C, C, C. Alvéoles dilatés (emphysème internodulaire).

D. Alvéoles ayant conservé leurs dimensions normales.

(Loupe de Brücke).

Fig. 2. — *Détail des îlots scléreux périgranuliques (granulations de Bayle géantes).*

A. Granulations tuberculeuses circonscrites ou envahies par le tissu fibreux.

B. Coupe des vaisseaux sanguins et lymphatiques marginaux des granulations oblitérés par de fausses cellules géantes (coagulations intravasculaires).

C. Enveloppe fibreuse des granulations formant le nodule scléreux périgranulique.

D. Ilots de sclérose avec traînées de pigment et vaisseaux sanguins à parois minces creusées dans le tissu fibreux.

E. Vaisseaux sanguins.

F. Alvéoles pulmonaires dilatés par l'emphysème.

(Grossissement : Ocul. 1, Obj. 00 de Verick).

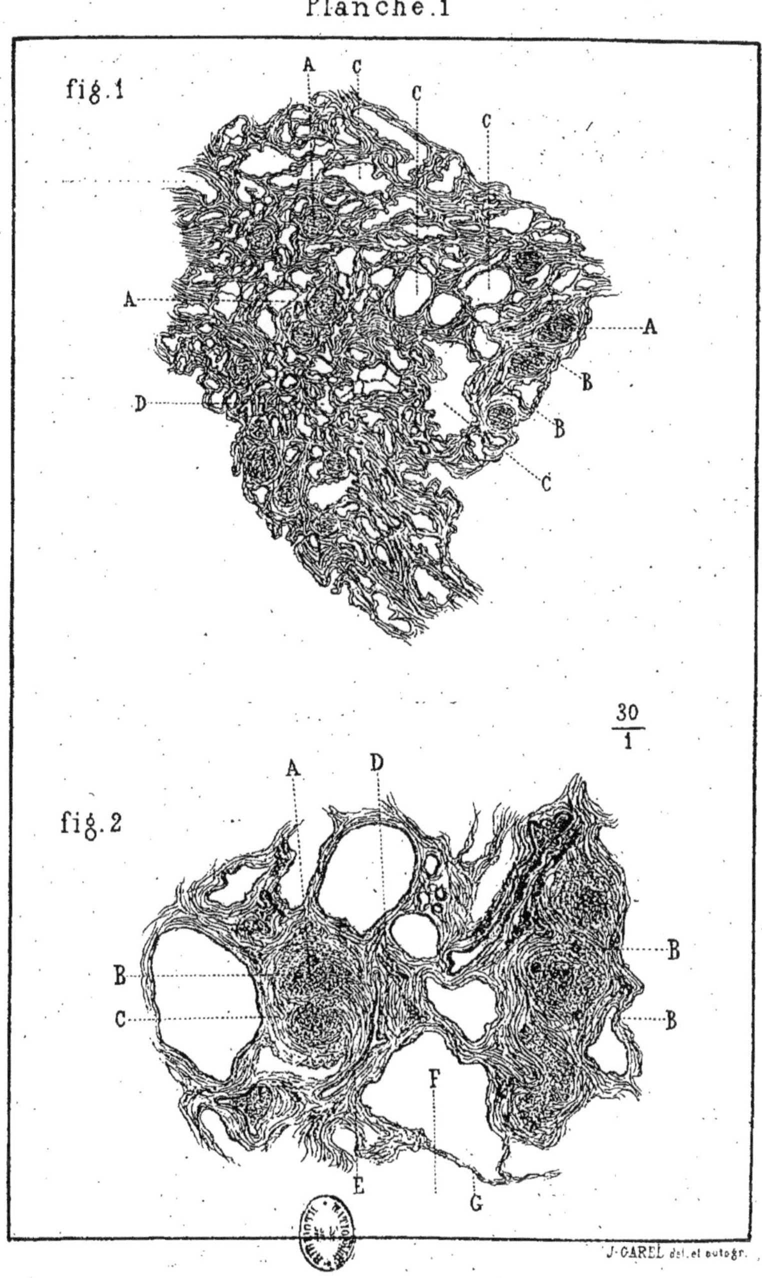
Planche. 1
fig. 1
A
C
C
C
A
A
B
D
B
C
30/1
fig. 2
A
D
B
B
C
B
F
E
G
J-GAREL del. et autogr.

PLANCHE II

Fig. 3. *Bronche dilatée au sein de la sclérose en nappe.*

A. Lumière.

B. Muscles de Reissessen.

C C. Glandes en grappe.

D. Vaisseaux sanguins dilatés.

E. Bande de tissu fibreux (sclérose péribronchique).

F F. Cartilages.

(Ocul. 1, Obj. 00 de Verick).

Fig. 4. — *Vaisseau bourgeonnant dans un ilot caséeux.*

a. Vaisseau plein de sang.

b b. Les festons.

c. Pointes de la paroi séparant les festons.

d. Alvéoles remplis d'exsudat dégénéré.

e. Cellules endothéliales desquamées dans l'exsudat caséeux.

f f. Parois interalvéolaires à vaisseaux oblitérés et transformés en bandelettes de tissu fibreux.

Planche II

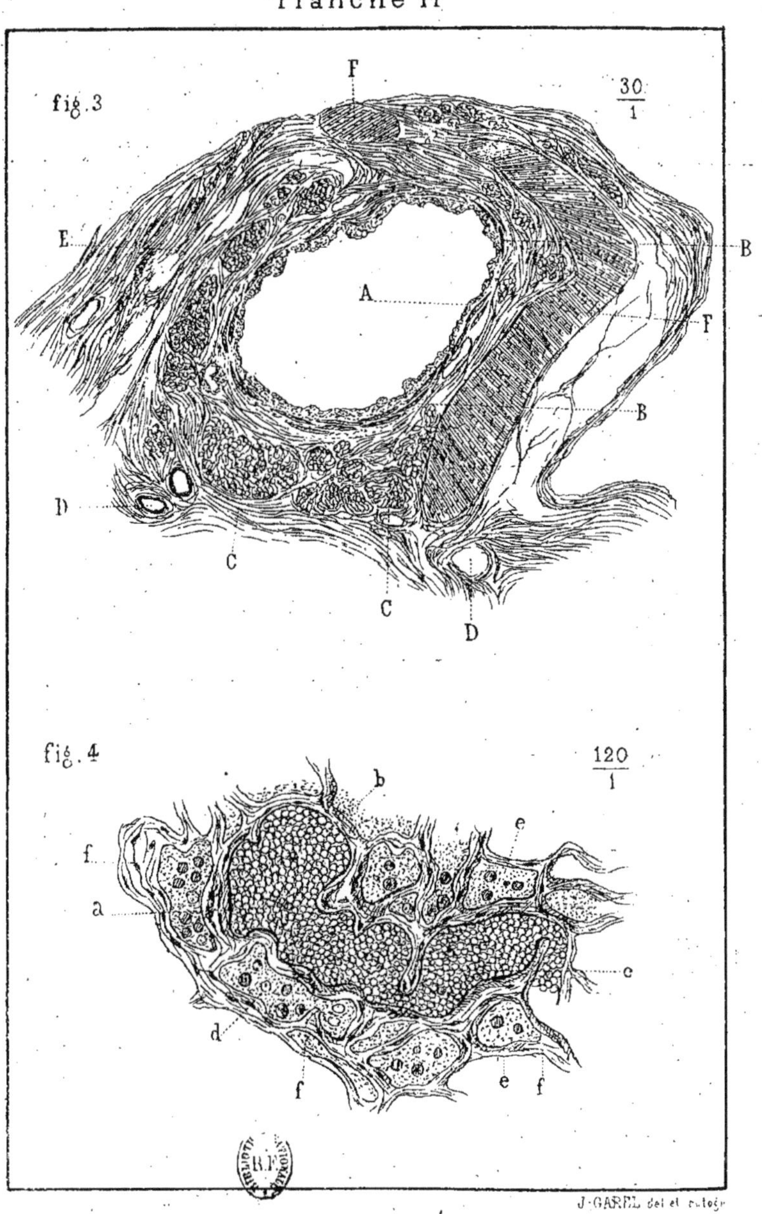

J. GAREL del. et autogr.

PLANCHE III

Fig. 5. — *Pneumonie tuberculeuse lobaire à granulations fibreuses confluentes.*

A. Granulation fibreuse.

B. Sa base semée de points encore embryonnaires.

C. Travée interalvéolaire énormément sclérosée et pigmentée.

D. Fusion de la granulation et de la paroi.

E E. Vaisseaux sanguins libres.

F. Exsudat de pneumonie tuberculeuse dans un alvéole.

(Obj. 2, Ocul. 1, Verick).

Fig. 6. — *Bourgeon charnu se développant au sein d'une plaque de sclérose.*

(Obj. 2, Nachet. Ocul. 1, Verick).

Planche. III

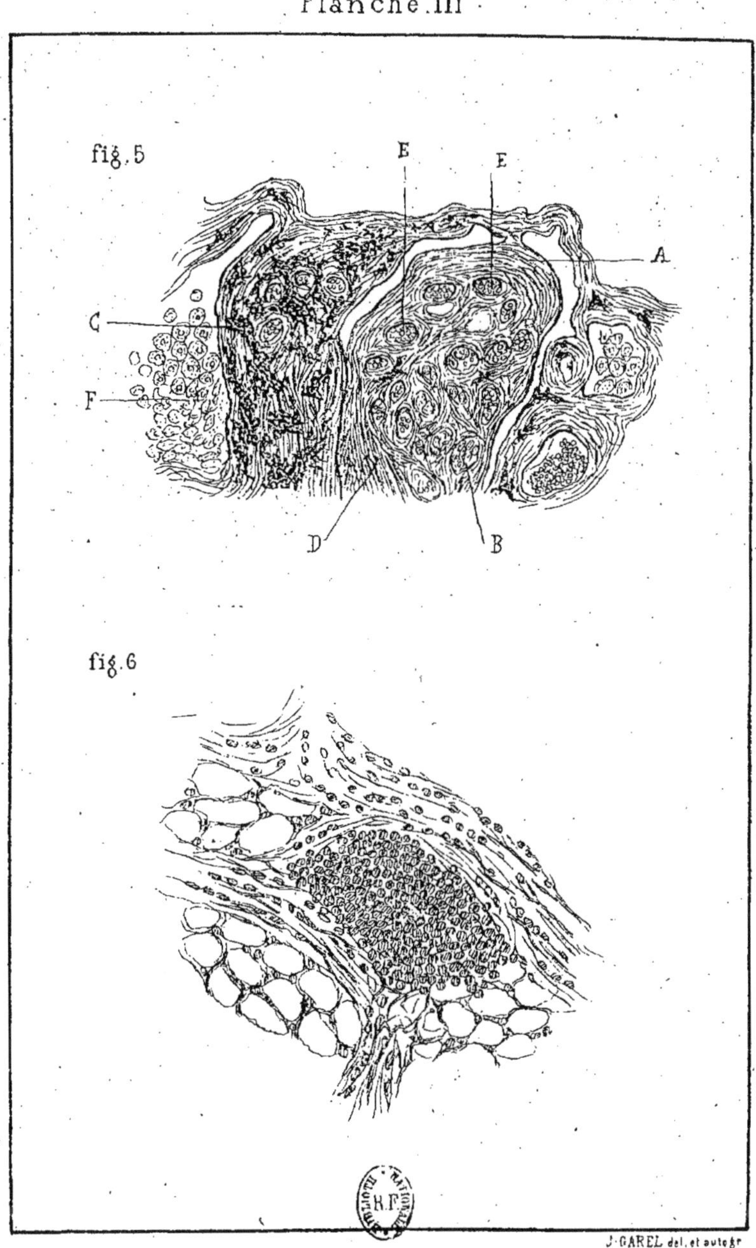

J. GAREL del. et autogr

www.ingramcontent.com/pod-product-compliance
Ingram Content Group UK Ltd.
Pitfield, Milton Keynes, MK11 3LW, UK
UKHW020607180726
13838UKWH00001B/473